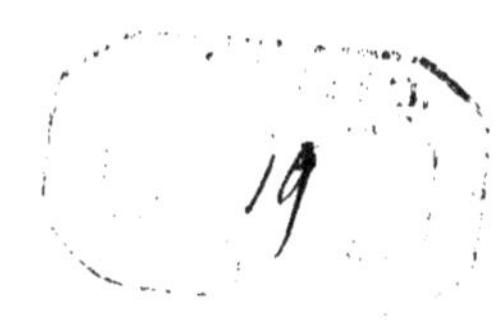

PATHOGÉNIE

DU

POULS LENT PERMANENT

ÉTUDE SPÉCIALE DU FAISCEAU DE HIS

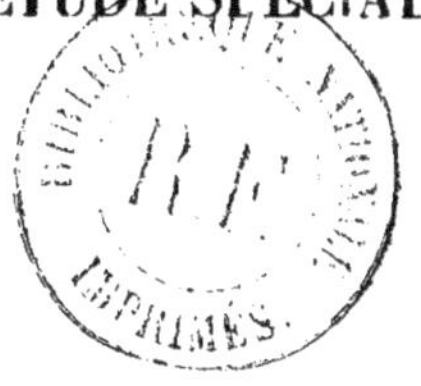

PAR

Jules GUICHARD

DOCTEUR EN MÉDECINE

ANCIEN AIDE PRÉPARATEUR D'HISTOIRE NATURELLE (*Concours 1902*)

ANCIEN EXTERNE DES HÔPITAUX (*Concours 1902*)

ANCIEN INTERNE PROVISOIRE DES HÔPITAUX DE MONTPELLIER (*Concours 1905*)

ANCIEN INTERNE DES HÔPITAUX DE NIMES

ET DE LA MATERNITÉ DU GARD (*Concours 1906*)

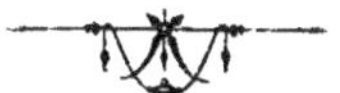

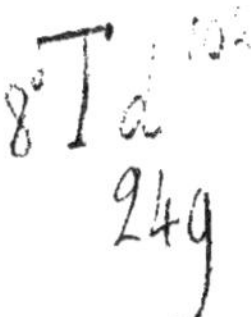

MONTPELLIER

IMPRIMERIE G. FIRMIN, MONTANE ET SICARDI

Rue Ferdinand-Fabre et Quai du Verdanson

1908

PERSONNEL DE LA FACULTÉ

MM. MAIRET (✻) . . . . DOYEN
SARDA . . . . ASSESSEUR

Professeurs

Clinique médicale . . . . MM. GRASSET (✻).
Clinique chirurgicale . . . . TEDENAT (✻).
Thérapeutique et matière médicale. . . . HAMELIN (✻).
Clinique médicale . . . . CARRIEU.
Clinique des maladies mentales et nerv. MAIRET (✻).
Physique médicale. . . . . IMBERT.
Botanique et hist. nat. méd. . . . . GRANEL.
Clinique chirurgicale. . . . . FORGUE (✻).
Clinique ophtalmologique. . . . . TRUC (✻).
Chimie médicale. . . . . VILLE.
Physiologie. . . . . HEDON.
Histologie . . . . VIALLETON.
Pathologie interne . . . . DUCAMP.
Anatomie. . . . . GILIS.
Opérations et appareils . . . . ESTOR.
Microbiologie . . . . RODET.
Médecine légale et toxicologie . . . . . . SARDA.
Clinique des maladies des enfants . . . . BAUMEL.
Anatomie pathologique . . . . BOSC.
Hygiène. . . . . BERTIN-SANS (H.)
Pathologie et thérapeutique générales . . RAUZIER.
Clinique obstétricale. . . . . VALLOIS.

Professeurs adjoints : MM. DE ROUVILLE, PUECH
Doyen honoraire : M. VIALLETON
Professeurs honoraires : MM. E. BERTIN-SANS (✻), GRYNFELTT
M. H. GOT, *Secrétaire honoraire*

Chargés de Cours complémentaires

Clinique ann. des mal. syphil. et cutanées MM. VEDEL, agrégé.
Clinique annexe des mal. des vieillards. . VIRES, agrégé.
Pathologie externe . . . . LAPEYRE, agr. lib.
Clinique gynécologique. . . . . DE ROUVILLE, prof. adj.
Accouchements. . . . . PUECH, Prof. adj.
Clinique des maladies des voies urinaires JEANBRAU, agr.
Clinique d'oto-rhino-laryngologie . . . . MOURET, agr. libre.

Agrégés en exercice

MM. GALAVIELLE
VIRES
VEDEL
JEANBRAU
POUJOL

MM. SOUBEIRAN
GUERIN
GAGNIERE
GRYNFELTT ED.
LAGRIFFOUL.

MM. LEENHARDT
GAUSSEL
RICHE
CABANNES
DERRIEN

M. IZARD, *secrétaire*.

Examinateurs de la Thèse

MM. RAUZIER, *président*.
GRANEL, *professeur*.

MM. GALAVIELLE, *agrégé*.
GAUSSEL, *agrégé*.

La Faculté de Médecine de Montpellier déclare que les opinions émises dans les Dissertations qui lui sont présentées doivent être considérées comme propres à leur auteur; qu'elle n'entend leur donner ni approbation, ni improbation.

A mon Père, à ma Mère, à ma Sœur, mon cœur se reporte en écrivant ces pages, et je les leur dédie en témoignage de ma profonde affection.

A ces noms qui me sont chers, il m'est agréable de joindre celui du docteur Léopold GALAVIELLE, professeur-agrégé, et de lui exprimer mon affectueuse gratitude.

J. GUICHARD.

A MON MAITRE ET PRÉSIDENT DE THÈSE

MONSIEUR LE PROFESSEUR RAUZIER

A MES MAITRES DE CONFÉRENCES D'INTERNAT

Monsieur le Professeur RAUZIER
Monsieur le Professeur-Agrégé JEANBRAU
Monsieur le Professeur-Agrégé GAUSSEL
Monsieur le Professeur-Agrégé RICHE

J. GUICHARD.

A MES MAITRES DU LABORATOIRE D'HISTOIRE NATURELLE

MONSIEUR LE PROFESSEUR GRANEL
MONSIEUR LE PROFESSEUR-AGRÉGÉ GALAVIELLE

A MES MAITRES DES HOPITAUX DE MONTPELLIER

EXTERNAT

MONSIEUR LE PROFESSEUR GRASSET
MONSIEUR LE PROFESSEUR TÉDENAT

INTERNAT PROVISOIRE

MONSIEUR LE PROFESSEUR TÉDENAT

A MES MAITRES DES HOPITAUX DE NIMES

MONSIEUR LE DOCTEUR OLIVIER DE SARDAN
MONSIEUR LE DOCTEUR REBOUL
MONSIEUR LE DOCTEUR LASSALE

MEIS ET AMICIS

J. GUICHARD

Vers la vieille école, où nos études ont commencé, vers les hôpitaux de Montpellier, et vers ceux de Nimes, où elles viennent de s'achever, nos regards se dirigent en écrivant ces lignes, et nous ne pouvons nous empêcher de ressentir, avec une fierté bien légitime, toute la sympathie et la confiance qui nous y furent témoignées.

Notre première pensée sera donc une pensée de reconnaissance.

M. le professeur agrégé Galavielle voudra bien nous permettre de dire ici toute l'affection que nous avons pour lui ; c'est plus à l'ami qu'au maître que va notre reconnaissance, car il fut pour nous non seulement un maître, mais à la fois un conseil et un exemple.

Des avis et des encouragements de M. le Professeur Granel nous nous souviendrons autant que de ses leçons claires et empreintes de bonhomie, et nous sommes heureux de l'occasion qui nous est donnée de lui exprimer notre vive gratitude.

Dans les hôpitaux de Montpellier, nous fûmes plus particulièrement attaché aux services de MM. les Professeurs Tédenat et Grasset; tous deux nous accueillirent avec une bienveillance dont nous les remercions.

A nos maîtres des conférences d'internat, M. le Professeur Rauzier et MM. les Professeurs agrégés Jeanbrau, Riche, Gaussel, nons sommes redevable en grande partie de notre formation médicale. Qu'ils soient assurés que leurs leçons resteront gravées dans notre esprit et que leurs conseils nous serviront de guide dans notre carrière.

M. le Professeur Rauzier, en acceptant la présidence de notre thèse, acquiert un titre de plus à notre reconnaissance.

La destinée des concours, en nous éloignant de Montpellier, nous fit trouver à Nimes une atmosphère d'affabilité et de confiance au milieu de laquelle nous eûmes plaisir à vivre un peu plus d'une année.

Nous sommes touché des marques d'amitié qui nous furent prodiguées par tous les chefs de service et de l'affectueuse cordialité de tous nos camarades.

Auprès de MM. les Docteurs Olivier de Sardan, Reboul et Lassale, nous pûmes compléter d'une façon fructueuse nos études, grâce à la large initiative qu'ils nous laissèrent prendre dans leurs services. Nous les remercions bien vivement.

Nous remercions également M. le Docteur Mazel des conseils qu'il nous a donnés pour la rédaction de notre thèse.

Aux nombreux amis que nous laissons à Nimes, et en particulier au Docteur Suquet, nous exprimons le regret que nous avons de ne pouvoir rester plus longtemps avec eux. Nous les assurons en même temps de notre amitié et de notre bon souvenir.

PATHOGÉNIE

DU

POULS LENT PERMANENT

ÉTUDE SPÉCIALE DU FAISCEAU DE HIS

INTRODUCTION

Le pouls lent permanent renferme dans sa dénomination un double caractère, à savoir : la bradycardie et la persistance de cette bradycardie. Comme le fait remarquer Brissaud, lenteur du pouls veut dire longue durée du soulèvement artériel, et au contraire rareté s'oppose à fréquence; on devrait donc dire pouls rare et non pouls lent. Mais en réalité, tout le monde est d'accord pour employer cette dernière dénomination que l'on doit à Charcot et qui est consacrée par l'usage.

Le deuxième terme — la permanence — nous permet d'exclure de notre cadre les ralentissements temporaires du pouls qui surviennent dans les conditions suivantes (voir thèse Gandon) :

a) Intoxications par la digitale, la cocaïne, le plomb, la muscarine, etc.

b) Auto-intoxications : urémie, ictère, suites de couches (Blot), surmenage.

c) Formes syncopales des grandes infections : diphtérie (Henry), variole (Lorrain), rhumatisme articulaire aigu (Charcot), grippe.

d) Convalescence des maladies infectieuses.

e) Affections des méninges et du système nerveux : tumeurs cérébrales, méningite tuberculeuse, traumatismes crâniens.

f) Actions réflexes : d'origine centrale, émotions violentes ; d'origine périphérique, excitations périphériques intenses, douleurs vives.

g) Bradycardie des antérioscléreux signalées par Chauffard.

Il nous reste ainsi à étudier le syndrome pouls lent permanent, qui survient dans la deuxième moitié de la vie, plus souvent chez l'homme que chez la femme, et qui est caractérisé au point de vue clinique, en outre des caractères du pouls, par des accidents nerveux que Regnard (Th. Paris) classe en quatre classes par ordre de gravité croissante :

1° Vertiges ou lipothymies
2° Syncopes
3° Coma pseudo-apoplectique
4° Crises épileptiformes.

L'évolution en est fatale. De durée plus ou moins longue, la moyenne étant de trois ans, cette affection se termine dans un grand nombre de cas subitement, dans d'autres cas au milieu du complexus de l'angine de poitrine, de l'urémie ou de l'asystolie.

Nous nous proposons, après avoir suivi dans un chapitre d'historique l'évolution des idées sur la pathogénie du pouls lent permanent, de nous arrêter plus longuement sur l'état actuel de la question et d'étudier en détail :

1° L'anatomie du faisceau auriculo-ventriculaire ou faisceau de His;

2° Son rôle physiologique à l'état normal et dans la pathogénie du pouls lent permanent ;

3° Enfin, suivront les observations dans lesquelles la lésion du faisceau de His est signalée à l'autopsie.

CHAPITRE PREMIER

HISTORIQUE

L'ère des publications sur le pouls lent permanent s'ouvre aux observations d'Adams (1827) et de Stokes (1846); ces deux auteurs signalent la coexistence de dégénérescence graisseuse du myocarde et n'hésitent pas à attribuer à cette cause les troubles observés.

Depuis ce moment, bien des observations et bien des doctrines ont été émises; mais l'on peut dire que du jour où Charcot s'est appliqué à rechercher l'origine bulbaire, tous les efforts ont tendu à expliquer par un mécanisme bulbaire le pouls lent permanent.

Déjà Holberton, Gurlt, Hutchinson, Rosenthal avaient, avant Charcot, noté le syndrome pouls lent permanent au cours de lésions de la moelle allongée et de la partie supérieure de la moelle cervicale. Charcot eut le mérite de synthétiser ces notions et de proposer la théorie bulbaire que la plupart des auteurs admirent sans conteste.

Ainsi nous lisons dans les leçons de Brissaud : « Le ralentissement du pouls est un symptôme; et l'épilepsie, la syncope, le vertige sont autant d'autres symptômes qui, la plupart du temps, n'ont rien à voir avec le ralentissement du pouls. Mais telle circonstance *topographique* fait que tous ces symptômes se réunissent et forment un syndrome d'une signification parfaitement déterminée. Leur groupement n'a donc lui-même au point de vue du diagnostic qu'une valeur de localisation. »

L'étude approfondie de l'artério-sclérose en général et de ses localisations cardio-bulbaires amena Huchard à attribuer aux lésions artérielles et à la méiopragie qui en résulte, le rôle principal dans la production du syndrome qu'il dénomma maladie de Stokes-Adams. C'est cette même théorie que nous retrouvons dans les leçons du professeur Grasset sur l'artério-sclérose.

Cependant les autopsies se multipliaient et on ne trouvait pas toujours des lésions du bulbe ou de ses vaisseaux. De par ailleurs, l'attention était attirée sur le ralentissement transitoire du pouls au cours d'intoxications exogènes et au cours de pyrexies graves ou pendant leur convalescence. Par analogie Debove, Gingeot, Comby, à la *Société médicale des Hôpitaux*, étudient les rapports du syndrome pouls lent permanent avec l'urémie et constatent dans quelques cas les crises syncopales ou épileptiformes coïncidant avec des crises de rétention rénale.

Quand nous aurons signalé les observations de pouls lent permanent hystérique publiées par Debove, Triboulet et Gougerot, Sainton, Olivier et Halipré, nous aurons passé en revue les théories qui trouvent dans l'altération fonctionnelle ou organique du bulbe la raison du pouls lent permanent (voir th. Gandon).

Citons en passant les cas de compression du pneumogastrique publiés par Bernard, Prentiss, Figuet, Stackler, Masoin.

Dans toutes ces observations, une chose ne peut manquer de nous frapper; c'est le peu de place qu'occupe l'arythmie dans les préoccupations des auteurs. A l'heure actuelle, la question est remise à l'ordre du jour. Mais tandis que dans la première phase, seuls, les auteurs français avaient formulé des théories basées sur la clinique, dans la période qui est à peine ouverte, nous trouvons surtout des travaux anglais et allemands.

En étudiant le mécanisme de la contraction cardiaque, les physiologistes avaient remarqué que les mouvements du cœur ne pouvaient pas être assimilés d'une façon parfaite aux mouvements respiratoires. Le schéma : centre bulbaire qui commande, nerf qui transmet, muscle qui obéit, n'est pas rigoureusement exact pour eux. On peut en effet faire vivre, pendant 24 heures et plus, un cœur extrait de la cage thoracique, en le nourissant artificiellement, suivant la méthode de Langendorff.

Il n'y a plus que deux hypothèses possibles : ou ce sont les nerfs intrinsèques du cœur qui donnent l'impulsion au cœur; ou c'est le muscle qui se meut lui-même. Théorie neurogène ou théorie myogène de la contraction cardiaque. *Myogenen oder neurogenen?* dit de Cyon qui s'est fait le champion de la théorie neurogène.

Avec de Cyon, Wolkmann, Ludwig, Bidder, Eckardt considèrent le ganglion de Remack comme le primum movens de la pulsation cardiaque; les autres ganglions, de Ludwig et de Bidder ne seraient que des centres réflexes.

Pour les myogénistes au contraire, la fibre cardiaque possède un pouvoir d'automatisme, et par là on entend la possibilité de répondre à des excitations internes.

Gaskell de Cambridge, Engelmann de Berlin sont les patagonistes de la nouvelle théorie. A leur suite, Hoffmann, Hering, Frédéricq, Humblet font des expériences concluantes.

Pour ces auteurs, la pulsation du cœur serait une onde

de contraction, née par automatisme, dans la paroi musculaire de l'oreillette droite, entre les orifices des veines caves. Il fallait une voie pour la propagation de l'onde de contraction de l'oreillette droite à toutes les autres parties du cœur ; on sait, en effet, que les classiques enseignent l'indépendance absolue des oreillettes et des ventricules au point de vue musculaire.

Nous arrivons ici à la découverte qui a permis à la théorie myogène de prendre corps, à la découverte d'un faisceau d'anastomose entre les oreillettes et les ventricules.

Pressenti par Gaskell, en 1883, ce faisceau ne fut démontré qu'en 1893 à la fois par un anglais Stanley Kent et par un allemand His Jun. Au Congrès de Berne, en 1905, His annonça l'existence du faisceau chez l'homme.

Les Anglais l'appellent faisceau auriculo-ventriculaire ; la plupart des autres auteurs le désignent sous le nom de *faiscau de His*, nous emploierons indistinctement les deux dénominations

Retzer (1904), Brœunig (1904), Max Humblet (1905), Frédéricq (1905), Hering, Erlanger (1905) confirment la découverte et expérimentent sur lui ; Aschoff, Tawara (1906), Keith et Flack (1906) en donnent de bonnes descriptions. Fahr fait suivre son article dans *Virchow's Arch.* de planches coloriées qui permettent d'en bien saisir les rapports.

En même temps les cliniciens recherchent les altérations du faisceau de His à l'autopsie de sujets ayant présenté du pouls lent permanent. On trouvera dans un chapitre spécial toutes les observations que nous avons recueillies. En France, il n'est fait mention du faisceau de His que par Vaquez à la *Société médicale des hôpitaux* et dans son article de la *Presse médicale* et par Oddo à la Société de médecine de Marseille.

Il nous a paru intéressant de faire une revue de tout ce qui concerne le faisceau de His et de rassembler ce qui a été dit tant en anatomie, qu'en physiologie et en clinique.

CHAPITRE II

ANATOMIE DU FAISCEAU DE HIS

Les études anatomiques faites sur le cœur de l'homme et des animaux, en Angleterre par Stanley Kent et Keith et Flak, en Allemagne par His Jun., Aschoff, Tawara et Fahr, permettent de se faire une idée nette de la situation, du trajet, des rapports du faisceau auriculo-ventriculaire, de sa structure et aussi de son origine embryologique.

Le faisceau de His prend naissance dans la partie postérieure de l'oreillette droite aux dépens des fibres annulaires de l'oreillette. Ces fibres constituent à ce niveau un réseau dont la situation exacte répond à la région qui dérive embryonnairement du sinus du cœur, c'est-à-dire la région comprise entre les orifices des veines caves, en avant de la grande veine coronaire droite et au-dessous de la fosse ovale.

De là le faisceau se dirige en avant et en bas vers la partie inférieure de la cloison interauriculaire. Il atteint ainsi chez le veau le cartilage central, chez l'homme le corps fibreux central dont nous étudierons plus loin la constitution, et plonge dans le septum en perforant cette masse fibreuse.

Il chemine ainsi dans le septum interventriculaire et, après un trajet de un centimètre environ, il se divise en

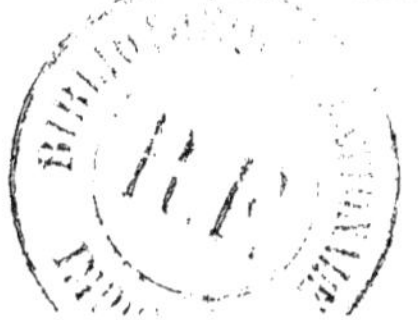

deux branches, une branche droite destinée au ventricule droit et une branche gauche qui se distribuera dans le ventricule gauche.

Nous devons étudier successivement les rapports du faisceau principal avec le corps fibreux central, avec le septum, puis ceux de ses deux branches sur les faces droite et gauche du septum.

Un mot sur le corps fibreux central. C'est, comme son nom l'indique, une masse fibreuse située au centre de la cloison, au point de jonction du septum auriculaire et du septum ventriculaire. Sur elle s'attachent solidement les fibres de l'embouchure aortique, qui sont l'agent principal de la résistance lorsqu'au moment de la systole le sang est chassé dans l'aorte. Les extrémités internes des deux valves de la mitrale atteignent le corps fibreux et s'y insèrent; par leur intermédiaire, les muscles papillaires agissent sur lui et, grâce à lui, sur l'aorte.

Attaché à l'aorte au niveau de la valvule sigmoïde postérieure, valvule non coronaire de Keith, le corps fibreux central donne des prolongements, deux à droite pour l'anneau fibreux auriculo-ventriculaire droit, deux à gauche pour l'anneau fibreux auriculo-ventriculaire gauche.

D'une façon constante le corps fibreux central est perforé par une artère qui tire son origine de l'artère coronaire droite.

Cet organe est donc en somme la pièce de résistance du système cardiaque. Il est constamment soumis à l'effort et ses rapports intimes avec l'aorte nous permettent de comprendre que le maximum d'effort est produit dans l'hypertension artérielle. Keith et Flack font observer en effet que c'est dans les affections artérielles que le corps fibreux central est le plus ordinairement intéressé et secondairement à lui le faisceau de His.

Les rapports du faisceau de His avec le corps fibreux central sont en effet très intimes. Si l'on jette les yeux sur les figures de Keith et sur les planches coloriées qui accompagnent l'article de Fahr, on voit le faisceau, presque immédiatement après sa formation, pénétrer le corps fibreux.

Chez le veau, où le cartilage remplace le tissu fibreux, le faisceau suit un canal creusé dans le cartilage et transformé en conduit par le tissu fibreux qui sert de base d'insertion à la valve septale de la tricuspide. Chez l'homme la disposition, sans aussi être nettement visible, n'en est pas moins typique et on peut arriver à sculpter le faisceau dans toute sa longueur, son isolement est d'ailleurs rendu possible par l'enveloppe propre, véritable gaine conjonctive qu'ont décrite avec soin His et Tawara.

Le trajet du faisceau de His à l'intérieur du corps fibreux central se fait d'arrière en avant et un peu de haut en bas. A sa sortie du corps fibreux le faisceau se trouve situé à la partie supérieure de la cloison interventriculaire et y présente des rapports importants.

La cloison interventriculaire est constituée à ce niveau par la portion membraneuse, pars membranacea des Allemands, undefended space des Anglais. Vue du côté gauche, cette portion membraneuse a ordinairement une forme irrégulièrement triangulaire, d'autres fois une forme ovalaire à grand axe antéro-postérieur. La base du triangle est constituée par le bord supérieur du septum interventriculaire ; le bord postérieur répond à la sigmoïde postérieure ou non coronaire et au corps fibreux central, le bord antéro-inférieur à la portion musculaire de la cloison.

Vu du côté droit, l'espace membraneux apparaît beaucoup plus compliqué. On peut encore lui reconnaître une forme triangulaire dont la base se confond avec le bord supérieur du septum interventriculaire, le bord antérieur avec la valvule coronaire droite de l'aorte et la paroi de l'infundibulium, le bord postérieur avec la valvule non coronaire et le corps fibreux central. Cette face se divise en trois régions : *a*) une portion auriculaire ; *b*) une portion ventriculaire comprise au-dessous de l'insertion de la valve interne de la tricuspide ; *c*) une portion à la fois auriculaire et ventriculaire située entre les deux sigmoïdes coronaire et non coronaire de l'aorte (portion intravalvulaire de Keith et Flack).

Ainsi entendue, la pars membranacea est très extensible et elle subit l'influence des pressions artérielles élevées.

Nous avons laissé le faisceau de His à la partie postérieure de cet espace membraneux ; il en suit le bord supérieur à peu près dans toute sa longueur, environ un centimètre, et se divise alors en ses deux branches terminales.

Suivons ces deux branches. La branche droite devient superficielle et se courbe en s'infléchissant brusquement en bas ; pour indiquer cette disposition on pourrait, comme le propose Keith, donner le nom de genou à cette région. Elle continue son trajet jusqu'au point où elle rencontre le faisceau arqué des auteurs français, encore appelé courbe inférieure par Parchappe ou moderator band par les Anglais. Elle s'incorpore à ce faisceau et le suit jusqu'au pilier antérieur du ventricule droit où elle se termine. Dans son parcours elle a fourni de nombreuses branches, quelques-unes plus fines à la cloison interventriculaire, pars musculosa, d'autres plus importantes aux muscles papillaires et à la paroi latérale du ventricule.

La branche gauche passe rapidement sur le côté gauche de la cloison. D'abord recouverte par une couche musculaire sous-aortique, qui est constante chez les mammifères et qui persiste dans 25 0/0 des cœurs humains, elle ne devient réellement superficielle qu'à 2 cent. environ au-dessous de l'orifice aortique. Elle ne tarde pas d'ailleurs à se diviser en plusieurs faisceaux secondaires qui vont se résoudre dans les parois du ventricule gauche et dans les muscles papillaires en suivant les moderators bands du ventricule gauche.

Structure. — Nous étudierons la structure des fibres du réseau d'origine, du faisceau principal et des ramifications, et leur mode d'agencement.

Le réseau auriculaire qui sert d'origine au faisceau de His est constitué par des cellules étroites, fusiformes, unies en un réticulum ; la striation est moins nettement différenciée que dans le reste de l'oreillette.

Le faisceau principal est aussi formé de cellules à striation peu nette, mais disposée en fibres allongées et fines.

Les cellules de ramifications seules appartiennent au type de Purkinje. Ces cellules, Purkinje les avait décrites dès 1845 et longtemps on avait cru qu'elles existaient seulement chez certains mammifères : bœufs, moutons, chèvres, etc... En réalité, elles existent aussi chez l'homme, ainsi qu'il résulte des descriptions de Tawara.

Voici la description qu'en donne Testut : « Chacune de ces cellules prise à part nous présente les quatre parties suivantes : 1° au centre, un ou deux noyaux ovalaires avec nucléoles ; 2° tout autour du ou des noyaux, une première masse de protoplasma granuleux ; 3° autour de ce protoplasma granuleux, une deuxième masse de protoplasma clair ; 4° tout à la périphérie de la cellule, une couche plus ou moins importante de fibrilles musculaires striées, en tout semblables à celles que l'on rencontre dans les cellules cardiaques. Les cellules constitutives des fibres de

Purkinje sont si intimement unies les unes aux autres que la couche fibrillaire en question paraît être placée, non dans les cellules mais entre les cellules. Il n'en est rien, ces fibrilles sont bel et bien des formations endocellulaires, constituant la partie corticale des cellules auxquelles elles appartiennent. » (Testut, Traité d'anatomie, 4e édit., p. 40).

Tawara fait observer que ce système de Purkinje ne participe jamais au processus d'hypertrophie ou d'atrophie qui frappe la fibre myocardique.

Quelle est la signification anatomique des fibres de Purkinje ? Pour la plupart des auteurs (His, Tawara, Fredericq, Testut) elles ne sont autre chose que des cellules cardiaques embryonnaires dont le développement s'est arrêté au moment où la fibrillation corticale a été accomplie. On remarque, d'autre part, que certaines fibres normales du myocarde présentent en certains points de leur longueur, quelquefois dans toute leur longueur, une structure analogue.

Pour Keith, elles ne seraient pas des fibres demeurées à l'état embryonnaire, mais au contraire des fibres ayant évolué dans le sens d'une spécialisation particulière. Quelle qu'en soit la signification, Tawara résume ainsi les caractères distinctifs des fibres de Purkinje :

1) Elles sont plus fines que les fibres ordinaires des ventricules;

2) Elles sont isolées dans une gaine conjonctive;

3) Elles se colorent beaucoup moins facilement;

4) Elles possèdent de nombreux noyaux.

Rappelons, pour être complet, le groupement particulier des fibres en un faisceau, ou en ramification de ce faisceau, possédant une enveloppe conjonctive que nous avons déjà signalée, et leur coloration plus claire, qui les a fait opposer, sous le nom de fibres pâles, aux fibres rouges du myocarde.

Tawara a signalé l'ébauche du faisceau de His chez un fœtus de 45 millimètres vers la onzième semaine. Il a étudié chez les reptiles l'entrecroisement des fibres auriculaires et ventriculaires au niveau du bourrelet postérieur de l'endocarde. Or, on sait que le bourrelet postérieur donne, au moins en partie, le corps fibreux central. On voit donc que, déjà chez l'embryon, les rapports intimes, que nous avons trouvés chez l'adulte, existent entre le corps fibreux central et le faisceau auriculo-ventriculaire.

Anatomie pathologique

A ce chapitre d'anatomie normale nous joignons, en *addendum*, les lésions constatées à l'autopsie dans les observations qui sont placées à la fin de ce travail.

Les lésions sont, nous semble-t-il, trop variables comme importance, comme étendue et surtout comme nature pour que l'on puisse encore étayer un chapitre général d'anatomie pathologique du faisceau de His. Elles ont un seul caractère commun : le siège sur le trajet du faisceau. Tantôt il s'agit d'un infarctus très limité (obs. VI), tantôt d'un anévrisme du septum (obs. XIV et XV). Dans l'observation XII, on constate un sarcome. Dans trois observations (II, V, XI) on trouve des productions gommeuses.

Enfin, dans les observations qui restent, il y a une dégénérescence aiguë avec nécrose (obs. VIII) et de la sclérose dans les autres observations, I, III, IV, VII, X, XIII, XVI et XVII.

CHAPITRE III

PHYSIOLOGIE DU FAISCEAU DE HIS

L'étude physiologique du faisceau de His dans la production du pouls lent permanent, doit bénéficier des théories modernes sûr les facteurs de la contraction du muscle cardiaque. Jusqu'à ces dernières années, c'est au système nerveux qu'était attribuée la partie prépondérante dans la plupart des arythmies, surtout des allorythmies, c'est-à-dire de celles qui ont un rythme régulier. Dans ce dernier cadre, entrait le pouls lent permanent; d'où naturellement, l'orientation habituelle des recherches nécropsiques du côté des centres nerveux et les nerfs périphériques, au détriment des renseignements précis qu'une investigation soutenue du côté du cœur aurait pu fournir.

Actuellement, si la théorie que de Cyon appelle théorie neurogène peut expliquer bien des points de la physiologie normale et pathologique de la contraction du cœur sain ou altéré, elle n'est pas suffisamment explicite dans tous les cas. Il semble qu'on puisse lui substituer une interprétation toute différente; les conceptions relatives à la contraction cardiaque se transforment, il se fait dans les idées une sorte de révolution scientifique. Ce n'est plus le système nerveux qui influe de façon véritablement prépondérante, c'est dans le muscle cardiaque lui-même que le cœur puise son impulsion, d'où l'existence d'une seconde théorie que l'on oppose à la théorie neurogène : la théorie myogène, où s'affirme nettement, semble-t-il, le rôle prédominant du faisceau musculaire inter-auriculo-ventriculaire découvert par His.

Faut-il, en présence de ces deux théories opposées, prendre délibérément partie pour l'une d'elles? La discussion est trop récente pour être près de s'éteindre. Il est préférable d'en faire simplement un exposé impartial, d'examiner les preuves expérimentales et cliniques que chacun apporte à l'appui de sa thèse. Certaines observations de pouls rare permanent semblent justiciables de la théorie neurogène; dans d'autres, il paraît d'une façon assez nette que les troubles cardiaques proviennent directement d'une lésion localisée du cœur, d'une atteinte pathologique du faisceau de His. C'est ce qui explique que l'appréciation de leur valeur respective, en ce qui concerne la physiologie cardiaque et celle du pouls lent permanent, ne peut tabler uniquement sur une seule interprétation théorique.

THÉORIE NEUROGÈNE

Nous serons aussi bref que possible sur la théorie neurogène de la pulsation cardiaque. C'était en somme il n'y a pas bien longtemps encore la théorie classique, unique. Si elle est actuellement battue en brèche par toute une école, elle n'en conserve pas moins une valeur indiscutable, et tout récemment, dans la *Presse médicale* 1907, Cyon, « dont la parole fait toujours loi » a dit Vaquez à la Société des Hôpitaux, s'est posé comme le défenseur le plus éminent de la théorie classique, l'adversaire le plus résolu des nouvelles théories.

Pour les partisans de la doctrine neurogène, la contraction musculaire de la fibre cardiaque est fonction de l'intervention des nerfs, des cellules, des centres nerveux; il n'y a pas d'automatisme cardiaque, l'automatisme étant considéré en tant que faculté du protoplasma vivant de développer dans sa propre substance des excitations internes. En se basant sur l'analogie que présentent les mouvements respiratoires et cardiaques, on peut admettre qu'ils dépendent d'un mécanisme neuro-musculaire bâti sur le même schéma. La coordination, le rythme des pulsations cardiaques sont fonction de l'action des fibres et cellules nerveuses, extrinsèques et intrinsèques du cœur.

Il est probable que le point de départ de la pulsation cardiaque réside dans le système nerveux fibrillaire et ganglionnaire du cœur, puisque après section des filets nerveux extrinsèques, après l'isolement complet du cœur, la fibre cardiaque donne encore des pulsations. Sur un tel système physiologique neuro-musculaire agissent secondairement, mais avec une importance incontestable, les nerfs extrinsèques du cœur et les centres dont ils émanent.

Origine de la contraction cardiaque

L'origine de la contraction cardiaque se trouverait donc dans le système nerveux intra-cardiaque, soit ganglionnaire, soit fibrillaire (Cyon, nerfs du cœur). La découverte de ganglions (dans le cœur de la grenouille) est faite depuis longtemps, puisque c'est en 1838 que Remak a trouvé dans les parois du sinus veineux (confluent des grosses veines dans l'oreillette droite) l'amas de cellules nerveuses que l'on appelle ganglion de Remak. Dans la cloison inter-auriculaire, Ludwig découvre en 1848 un second ganglion ; enfin, en 1852, Bidder en décrit un troisième qui siège au voisinage du sillon auriculo-ventriculaire. Le rôle précis de ces ganglions est discuté. Pour Wolkmann, Ludwig, Bidder, Eckard, le *primum movens* de la pulsation cardiaque est le ganglion de Remak ; les deux autres ganglions seraient des centres réflexes pour les contractions ventriculaires.

Quoi qu'il en soit, il ressort d'expériences nombreuses que c'est en eux qu'il faut placer le point de départ de la contraction cardiaque. Mais sont-ce ces ganglions qui règlent le rythme ? Non, puisque la pointe du cœur séparée complètement de toute continuité avec eux battra rythmiquement sous la seule influence d'une excitation artificielle ; non, puisque dans l'expérience des cœurs conjugués de Dastre, le ventricule isolé battra encore rythmiquement grâce à l'action excitatrice du sang sous pression.

Origine du rythme cardiaque

Le cœur, une fois excité par les ganglions, cherche la cause de son rythme dans sa fibre musculaire même. La contraction rythmée provient de ce que le myocarde n'est excitable qu'à sa période de diastole ; ce n'est qu'à cette période de la révolution que l'excitabilité cardiaque est efficace. Pendant la systole, le cœur ne réagit point. C'est ce que Marey a formulé dans sa loi de l'*inexcitabilité périodique systolique du cœur*, de la variation périodique de l'excitabilité cardiaque. En somme, toute excitation tombant sur le myocarde pendant la phase *réfractaire systolique* est considérée comme non avenue. Si l'excitation était pourtant d'une intensité extrême, elle deviendrait infaillible (Bowditch), et il y aurait contraction instantanée, trouble de rythme. C'est ce qui explique les arythmies venues de source extrinsèque nerveuse sur le cœur.

Si les ganglions ne sont pas les régulateurs principaux du rythme cardiaque, ils jouent pourtant un rôle secondaire et leur action s'exerce en se contrebalançant dans un mode variable. Le ganglion de Bidder serait excitateur, les ganglions de Remak et Ludwig excito-frénateurs, qu'ils tirent toutes leurs propriétés d'eux-mêmes ou d'influences nerveuses plus éloignées.

Donc le rythme cardiaque peut être considéré comme fonction d'un appareil cardiaque intrinsèque qui se décompose en facteurs excitateurs et secondairement régulateurs : les ganglions; en régulateurs prédominants : la fibre musculaire elle-même.

Mais ce système intra-cardiaque est lui-même soumis à des influences qui sont les influx nerveux venant des nerfs et des centres extrinsèques.

Influences extrinsèques sur le rythme cardiaque.

Les nerfs extrinsèques sont modérateurs ou excitateurs du rythme.

A. *Nerfs.* — a) *Les nerfs modérateurs* viennent du pneumogastrique, ses fibres cardiaques modératrices tirant leur origine, pour parler plus exactement, de son anastomose avec le spinal (Woller). L'action inhibitrice du pneumo gastrique droit est, du reste, plus marquée que celle du gauche (Arloing et Tripier). Elle s'exerce sur les ganglions cardiaques pour en diminuer l'action excito motrice. Ce fait apparaît bien nettement dans deux ordres d'expériences faites et contrôlées depuis longtemps (1845). L'excitation du bout périphérique du nerf ralentit bientôt les battements cardiaques ; la section est suivie d'une accélération intense.

b) *Les nerfs excitateurs* sont d'origine sympathique. Ces filets nerveux proviennent surtout du premier ganglion thoracique et de l'anneau de Vieussens. Leur action est exactement l'opposée de celle du pneumogastrique ; elle est pourtant de valeur un peu moindre, c'est ce qu'on explique en disant qu'il y a prédominance de l'action frénatrice sur l'action excitatrice.

B. *Centres.* — Les nerfs accélérateurs et modérateurs trouvent leur origine dans des noyaux centraux. C'est dans le bulbe (Budge) que réside le centre modérateur des battements cardiaques ; le centre accélérateur, d'après les expériences de Legallois, Bezold, Ludwig, siège dans la région cervico-dorsale de la moelle épinière. Ces centres sont influencés par l'état de la circulation ; normalement ils fonctionnent par voie réflexe, le point de départ du réflexe étant variable. Ils sont sous la dépendance d'influences très diverses : l'excitation de fibres sympathiques, de nerfs sensibles ; il peut enfin y avoir une action cérébrale, et le point de départ du réflexe siège alors dans les centres nerveux supérieurs ; l'action de certains poisons paraît bien évidente aussi ; l'atropine accélère, la muscarine ralentit.

Physiologie pathologique

On comprend donc, par ce très bref schéma physiologique, que le ralentissement du pouls, le pouls rare de Stokes-Adams, puisse provenir d'un trouble nerveux siégeant dans le cœur, dans les nerfs intrinsèques, dans les centres. La clinique vient ici à l'appui de la physiologie, et dans les autopsies nous trouvons des lésions portant indifféremment sur tel ou tel point du système excito-modérateur.

Les fibres cardiaques sont déformées, lésées, graisseuses ou scléreuses, par suite obéissant difficilement à l'impulsion nerveuse, comme dans les observations de William, d'Armand, Ferrand, Arron, Bax, Reynard, Gandon, Labbé (lésions valvulaires), de Stokes, Jacobi, Sendler, Adams, Risdow, Parkes, Pollet, Roux (cœur graisseux), de Petrucci, Bence Jones, Ogle, Brouardel et Villaret (myocardite scléreuse).

L'altération porte sur le système nerveux intrinsèque (Gandon, Jona); sur le tronc du pneumogastrique, compression, lésion traumatique, irritation ganglionnaire, néoplasique. Tels sont les cas rapportés par Heine, Concato, Rossbach, Kocher, Prentiss, Figuet, Stackler, Masoin.

L'irritation peut s'exercer sur le centre bulbaire soit par une altération organique, ramollissement, hémorragie, tumeur, comme dans les observations de Blondeau, Holberton, Lépine, Boffard, Neuburger, soit par trouble vasculaire de la circulation artérielle.

Dans ce dernier cas, à côté de tous les faits expérimentaux qui sont nombreux, on peut citer les rapports nécropsiques de Gibson, Eves, Regnard, Harlog, Bonesse, Gougerot, Delalande, Manget, Vidal et Lemère, Hanot et Laget, Halipré.

Enfin parfois l'action pathologique est fonction d'un processus général dont l'application peut être difficile à localiser : dans les intoxications (Schuster, Luzzati, Delalande, Siredey, Triboulet, Henry, Debove), dans les névroses : l'hystérie (Triboulet, Sainton, Olivier et Halipré), l'hystéro-traumatisme (Debove). Le plus grand nombre de ces observations se trouve dans la thèse de Gandon (Paris, 1905). Quelques-unes sont plus récentes.

Donc, dans la plupart des cas, la théorie neurogène permet de concevoir le ralentissement du pouls dans le syndrome Stokes-Adams par une action modératrice et frénatrice d'origine très diverse sur les ganglions et le système nerveux intrinsèque du cœur. Mais dans quelques observations, alors qu'on ne trouve rien du côté des nerfs intrinsèques et extrinsèques du cœur, on trouve une lésion dont la localisation est toujours la même, dont le processus symptomatique est caractérisé par le pouls lent et rare de Stokes-Adams.

Pour expliquer son rôle, il faut étudier la théorie myogène de la contraction cardiaque.

Théorie myogène

Nous insisterons particulièrement sur la conception toute moderne de la théorie myogène qui trouve dans la fibre cardiaque elle-même le primum movens de son impulsion automatique.

Il importe de retenir deux noms d'hommes qui furent

les précurseurs, les instigateurs de la théorie myogène, Engelmann, de Berlin, et Gaskell, de Cambridge. Voici en quels termes on peut la résumer : *la pulsation du cœur serait une onde de contraction née par automatisme dans la paroi musculaire de l'oreillette droite, entre les orifices des deux veines caves. Cette onde de contraction s'étend rapidement aux parois des deux oreillettes par conductibilité, franchit lentement le faisceau musculaire qui relie les oreillettes aux ventricules, faisceau de His, pour s'irradier rapidement dans la substance des ventricules.*

On ne peut arriver à cette conclusion qu'après avoir successivement examiné comment la théorie myogène peut expliquer les propriétés cardinales du muscle cardiaque, c'est-à dire la contractilité, l'excitabilité, la conductibilité dans le fonctionnement automatique du cœur. Il faut en somme préciser deux points fondamentaux : 1° l'automatisme de la fibre cardiaque ; 2° la conductibilité par voie musculaire entre les oreillettes et les ventricules.

Automatisme de la fibre cardiaque

Premier point : le muscle cardiaque peut fonctionner indépendamment de toute excitation nerveuse périphérique ou centrale ; cette hypothèse ne pouvait être démontrée que par l'expérimentation sur les animaux.

Les premières expériences dans cet ordre d'idées ont été faites par Gaskell, qui les relate dans le *Journal of physiologie* 1883, sur le cœur de la grenouille et de la tortue ; ayant pris des fragments du sinus cardiaque, de petits lambeaux musculaires sans cellules nerveuses, sans ganglions nerveux, il constate qu'ils peuvent continuer à battre des journées. Engelmann entreprend et rapporte dans les *Archives générales de physiologie* une série d'expériences semblables. Il extirpe des cœurs de grenouille et de tortue, les ganglions nerveux, sectionne les gros troncs nerveux intracardiaques. Il semble alors que le cœur libéré de toute attache nerveuse doive présenter un arrêt de pulsations. Il n'en est rien ; la production, le rythme, la propagation des pulsations cardiaques se produit normalement. Il excise toute la portion du sinus qui renferme le ganglion de Remak, ne gardant qu'un pont léger de substance musculaire dépourvu de cellules et fibres nerveuses ; ce qui reste du cœur continue à battre. Il découle donc de cette expérimentation que le rôle du ganglion de Remak n'est pas indispensable et Engelmann conclut qu'il faut le mettre hors de cause.

Un peu plus tard, en 1902, ces deux auteurs reprennent les expériences de Stannius et obtiennent l'arrêt du cœur en diastole. Mais ils constatent que cet arrêt n'est pas définitif, que les pulsations reparaissent, et cela après un temps assez court. L'automatisme, plus ou moins latent, du muscle ventriculaire, aurait donc eu le temps de se développer. Dans ce cas le rythme cardiaque est ainsi constitué : des pulsations synergiques auriculaires, des pulsations synergiques ventriculaires, les premières un peu en retard sur les secondes. Pour Munk, les contractions prendraient alors naissance sur les ventricules, tout au voisinage des oreillettes.

Krehl et Romberg (1905) entreprennent une série d'expériences sur le cœur des mammifères ; ils cherchent par extirpation localisée des masses ganglionnaires s'il ne serait point possible de découvrir un centre nerveux moteur, ou tout au moins coordinateur de la pulsation cardiaque ; cela sans résultat affirmatif.

Toutes ces expériences paraissent démontrer possible

l'hypothèse de la contraction automatique cardiaque en dehors de toute influence nerveuse. Les auteurs les ont pratiquées sur des cœurs dont ils ont séparé les centres nerveux, les cellules ganglionnaires. Mais, peut-on objecter : qui prouve que cette extirpation nerveuse a été complète ; qu'il n'est pas resté un élément trop minime pour ne pas passer inaperçu, suffisant pourtant à déterminer la contraction cardiaque? On peut répondre à cette objection très raisonnable par les observations de His dans le *Medizinischen Klinik zu Leipsig*, 1893, où il approuve les conclusions de Gaskell, de Cambridge, tout en apportant une participation particulière à la question. His a étudié le cœur embryonnaire du poulet dans son fonctionnement au moment même où il est bien net qu'il n'y a point encore d'apparition d'éléments nerveux. Avant que les nerfs ne soient développés, ne soient étendus au cœur, il y a pourtant des pulsations cardiaques, et il semble qu'il y ait propagation de l'impulsion auriculaire aux ventricules.

Il y a donc un moment précis où le cœur bat sans qu'aucune action nerveuse puisse avoir une influence ; où l'impulson cardiaque est automatique. Cet état persiste-t-il, ou bien doit-on supposer qu'à un stade plus avancé, alors que fibres et cellules nerveuses sont formées, l'excitation cardiaque, simplement musculaire d'abord, se transmette aux prolongements nerveux néoformés qui vont dès lors et la déterminer et la régler. Il semble que si le cœur a suffi lui-même à sa tâche, pendant un temps quelconque, si court soit-il, il n'y a point besoin pour la persistance de la contraction cardiaque de l'aide d'un facteur nerveux surajouté. Les facteurs nerveux serviront de frein ou d'excitant, mais le point de départ de la contraction cardiaque sera dans la fibre musculaire même.

Origine de la contraction cardiaque automatique.

L'automatisme de la fibre cardiaque n'est pas du reste réparti d'égale façon dans tout le domaine musculaire du cœur. Pour Foster, Gaskell, His Junior, Franc, Keith, Miller, Engelmann, il se localise ainsi : prédominance manifeste au point qui correspond au sinus et à la naissance des grosses veines ; automatisme beaucoup moins grand au niveau des oreillettes et des orifices auriculo-ventriculaires, très léger au niveau des ventricules.

Il est en effet admis que c'est du sinus (et chez l'homme l'espace compris entre les veines caves est l'homologue du sinus de la grenouille) que part l'excitation cardiaque. Ce fait n'est pas discuté, et la théorie neurogène l'admet sans conteste puisque c'est là que siège le ganglion de Remak.

Mais les auteurs de la théorie myogène extirpent, non seulement le ganglion de Remak, mais encore les fibres nerveuses, et ne laissent qu'un pont étroit de substance musculaire isolée de toute influence nerveuse. En produisant un échauffement local de la région, on constate l'accélération des battements cardiaques (Gaskell, 1882). Par l'échauffement local de l'oreille droite du cœur des mammifères, William obtient une accélération semblable ; par l'échauffement du ventricule, un effet très léger, inconstant, variable. Enfin Adams, voulant s'assurer d'une manière sûre du point localisé sur qui l'échauffement a le maximum d'action, prend un cœur de chien. Il l'isole tout en le nourrissant par le passage de sang défibriné dans les coronaires, selon le procédé de Langendorff. Il arrive alors, à la suite d'expériences multiples, à localiser le point d'action maximum dans la région comprise entre les deux veines caves.

Pendant ces expériences on constate des points intéressants qui semblent faire pressentir des faits que nous étudierons plus tard. Il semble que la contraction automatique ne se produise pas en même temps dans toutes les parties du cœur, soit qu'il y ait des centres d'automatisme différents, soit que l'onde musculaire partie du siège de l'impulsion automatique maximum ne se répande que secondairement dans toute la masse cardiaque. Detchef constate le phénomène en 1905 sur le cœur de l'anguille, où malgré la simultanéité apparente, due à la rapidité des contractions, les cavités ne battent pas exactement en même temps. Frédéricq observe le même fait physiologique en 1906 sur le cœur des mammifères puisque, à la suite d'expériences minutieuses et bien menées, il voit une différence de un à deux centièmes de secondes entre les battements des oreillettes ; la droite battant avant la gauche. Les faits sont confirmés en 1907 par Schmidt et Nelsen. Il semble que la contraction automatique ne se communiquant que successivement aux étages éloignés du cœur, il y ait lieu de chercher sa voie anatomique et physiologique. Nous n'insistons pas, ce serait anticiper sur les notions qui nous serviront à étudier les voies de conductibilité, véritable clef du rythme cardiaque ; elles nous éclaireront sur les origines de la bradycardie dans certains cas du syndrome de Stokes-Adams.

Donc, pour les partisans de la théorie myogène, et d'après les expériences dont nous avons cité les plus péremptoires, la notion de l'automatisme de la contraction cardiaque apparaît suffisamment établie.

Origine du rythme cardiaque

Les variations du rythme cardiaque dépendent non de l'intensité variable de l'excitation, mais des troubles des voies de sa conductibilité.

Depuis Banditch (1871), Marey (1876), Ranvier, Dastre, etc., on sait que la contraction ne varie pas en fonction de l'intensité de l'excitation. Le cœur se contracte ou non, la contraction est toujours maximale; c'est ce que Ranvier définissait ainsi : « tout ou rien ». La fibre cardiaque fait provision d'énergie intra-musculaire, emmagasine toute la dose d'excitation, pour la dépenser en une fois, pendant la période que Kronecker appelle « période réfractaire ». S'il en était autrement, le cœur subirait une véritable tétanisation par contraction tonique prolongée sous l'influence d'une excitation continue, alors que s'explique tout naturellement, par la période réfractaire, la rythmicité de la pulsation cardiaque.

Le facteur principal de la régularité du rythme réside dans l'intégrité des voies de conductibilité intra cardiaques. Il convient donc d'examiner le plus soigneusement possible la physiologie de ces voies de conductibilité. Anatomiquement, nous avons constaté leur existence; il est actuellement bien certain (que l'on prône la théorie myogène ou la théorie neurogène) que l'ancienne conception des anatomistes sur la non-continuité des fibres auriculaires et des fibres ventriculaires est inexacte. Les fibres unissantes, étudiées d'abord par Gaskell sur la tortue et la grenouille, ont été retrouvées chez les vertébrés et chez l'homme par Paladino et His Junior et décrites sous le nom de fibres atrio-ventriculaires, systématisées en partie pour former le faisceau de His que nous avons appris à connaître ; elles composent le système des fibres de Purkinje (Tawara, *Gesammle physiologie,* 1906).

Conductibilité en général

Les voies connues, il est intéressant d'étudier le mode de transmission de la contraction musculaire normale et les anomalies rythmiques qu'elle détermine quand il y a lésion de la voie de conductibilité.

Pour Gaskell et Engelmann, la contraction part du point d'abouchement des veines afférentes dans les oreillettes, se propage le long des fibres auriculaires et de là gagne les faisceaux ventriculaires. Il y a provocation de la systole, et le cœur expulse son contenu sanguin. Mais cette contraction ne se transmet pas avec une vitesse régulière ; elle subit un temps d'arrêt au moment de son passage des fibres auriculaires aux fibres ventriculaires ; ce temps d'arrêt représente, dans la succession physiologique des temps du cœur, l'intervalle qui sépare la contraction auriculaire de la contraction ventriculaire.

La voie suivie par l'excitation serait diffuse pour Retzer, elle ne suit pas de voie linéaire. C'est ce qui découle d'assez nombreuses expériences faites par Engelmann, His, Hering, Frédéricq, Humblet, de 1904 à 1906.

Pour prouver la réalité du pouvoir de conductibilité de la fibre musculaire cardiaque, Engelmann pratique des sections en zig-zag de façon à former une bandelette ininterrompue mais très irrégulière dans le cœur de la grenouille. Porter, en 1900, emploie la même méthode, mais sur le myocarde du chien. Dans tous les cas, la transmission des contractions s'effectue normalement ; mais si l'on vient à en pratiquer la section, suivant qu'elle est minime, importante, totale, il y a persistance, retard ou interruption complète de la transmission.

Conductibilité inter-auriculaire

Frédéricq, dans les Archives internationales de physiologie 1904, pratique deux sortes d'expériences sur le chien et arrive à cette conclusion que « dans la paroi des oreillettes la propagation de l'excitation est diffuse, et non selon un trajet déterminé, assimilable à des voies nerveuses linéaires ». Il divise complètement la paroi musculaire qui unit les deux oreillettes : chacune prend alors non plus la communauté rythmique qui lui était habituelle, mais une allure particulière sans synchronisme grâce à sa propriété automatique propre. Il semble donc que la section musculaire ait interrompu l'onde contractile excitatrice. Mais si, par contre, la séparation est incomplète, si profonde soit-elle, s'il reste une très légère anastomose musculaire, elles continuent à battre selon un rythme commun.

En 1905, Hering préparant son rapport pour le congrès de Munich, arrive aux mêmes résultats. Il y a donc entre les oreillettes conductibilité musculaire de contraction, sans qu'il soit indispensable d'invoquer le rôle de troncs nerveux.

Conductibilité inter-auriculo-ventriculaire

Mais, en ce qui concerne le rythme de la pulsation cardiaque, le point le plus important est le passage de l'onde contractile de l'oreillette au ventricule. Le faisceau musculaire de His bien étudié anatomiquement doit servir de voie de conductibilité inter-auriculo-ventriculaire. C'est ce que démontrent les expériences qui comprennent deux séries. Dans l'une on montre que si l'on sépare oreillettes et ventricules tout en respectant le pont musculaire de passage, ou faisceau de His, il n'y a point de variations du rythme normal. Dans l'autre on constate que par lésion partielle ou totale ou par irritation seule de ce faisceau, il se produit des allorythmies qui affectent nettement l'allure du pouls lent permanent. Cette seconde série d'expériences, portant naturellement sur les animaux, est corroborée étroitement par les résultats de la clinique.

a) Gaskell, Eckard, Hoffmann, sectionnent les troncs nerveux et les ganglions tout en conservant un pont musculaire, qui répond au faisceau de His ; sur la tortue, sur la grenouille, le rythme cardiaque normal ne subit aucun changement. D'autres auteurs poussent l'expérience plus loin ; Wooldidje 1883, Tigersted 1884, Romberg 1892, Frédéricq 1901, Hering, Humblet 1905, séparent non seulement tout ce qui peut être nerfs et ganglions nerveux, mais encore les oreillettes des ventricules suivant le sillon auriculo-ventriculaire. Ils ne laissent intacte que la cloison du cœur, le septum inter-ventriculaire. Le faisceau de His devient donc le seul point de contact, de conductibilité, entre oreillettes et ventricules. S'il se produit une excitation, l'onde de contraction produite ne peut emprunter que sa voie pour se propager d'un étage à l'autre. Or, l'on constate que le rythme normal des battements cardiaques n'est nullement modifié ; oreillettes et ventricules battent suivant un rythme commun.

Dans ce cas, il semble que l'excitation se transmette de l'oreillette droite aux ventricules, et cela automatiquement sans aucune influence extérieure. Mais, on peut, en excitant artificiellement le ventricule, déterminer une onde de contraction se développant en sens inverse, remontant de bas en haut le faisceau de His pour gagner secondairement l'oreillette.

Ce fait expérimental, contesté du reste par Kurschner, Budge, Wolkmann, a été obtenu sur le cœur de la grenouille par Ludwig, Eckard, Bidder, Engelmann ; chez le chien par William, Stassen, Hering, Schmidt, Nielsen. Il se résume en ceci, sur un cœur ralenti on excite artificiellement le ventricule et il se produit une extra-systole d'origine ventriculaire. En 1907, Hering et Frédéricq reprennent ces expériences et arrivent à la même conclusion, savoir, que la voie est toujours donnée par le faisceau de His. Seulement, alors qu'en général et normalement l'onde musculaire cardiaque est descendante, par excitation artificielle elle peut remonter son cours normal.

b) On arrive à cette même donnée, non plus en respectant l'intégrité du faisceau de His, après avoir détruit les nerfs et séparé les cavités, mais par des expériences inverses, par action directe sur le faisceau de His et sur lui seul. Nous examinerons si, consécutivement à ces expériences, il y a trouble du rythme cardiaque et de quelle façon il se produit. On peut sectionner complètement ou non ce faisceau, ou bien le comprimer avec intensité variable, ce qui revient à peu près au même.

Le premier effet de la section incomplète ou de la compression légère du faisceau est de déterminer une différence de rythme entre la pulsation auriculaire et la pulsation cardiaque; puis, si on exagère la section ou la compression, il y a bradycardie ventriculaire alors que le rythme auriculaire ne semble point avoir été influencé. Hering et Tawara ont procédé sur le cœur de chien par section du faisceau de His; dans tous les cas il y a eu bradycardie. Microscopiquement ils ont pu s'assurer que la section avait été complète et totale. Dans un de leurs cas ils ne constatèrent pas de bradycardie vraie, mais simplement de l'arythmie. L'autopsie et l'examen histologique furent pleinement instructifs, ils montrèrent en effet que si le résultat physiologique habituel n'avait pu être obtenu, c'est que la section avait été incomplète : le faisceau de His n'avait été qu'entamé.

Si ces expériences sont probantes, elles ont l'inconvénient de déterminer le plus souvent la mort de l'animal examiné. Erlanger les a modifiés d'une façon très heureuse : *Journal of experimental medicine* 1906-1907.

Il a imaginé le dispositif suivant, remplaçant la section incomplète ou totale par une compression plus ou moins forte. Il se sert d'une pince spéciale avec laquelle il peut saisir le faisceau de His. Cette pince est munie d'une vis de réglage. Par suite il est très facile d'exercer une compression progressive dont on peut à tout moment apprécier l'intensité.

Dès qu'Erlanger exerce une certaine pression, l'allorythmie ventriculaire se produit; alors qu'il n'y a point de modification du rythme auriculaire le chiffre des contractions ventriculaires se ralentit considérablement, il peut tomber à la moitié ou au tiers de celui des oreillettes. Que s'est-il passé? Une interruption partielle dans la voie de communication musculaire entre l'oreillette et les ventricules. Du fait de la compression du faisceau de His, la transmission de l'onde de contraction partie de l'oreillette a été troublée. Cette onde a été arrêtée, *bloquée* au faisceau de His. C'est le Heartblock des Anglais (Gaskell), le Herzblock des Allemands, ce que nous devons appeler le cœur bloqué. C'est à His (*Deutsche clinische Méd.* 1899) que nous devons cette dénomination; il a de même appelé les fibres unissantes dont la lésion ou la section permettaient la réalisation du Herzblock les Blockfibern.

Ce bloquage du cœur peut être du reste d'intensité très variable, allant d'une modification simple de la transmission jusqu'à sa suppression complète; dans ce dernier cas, c'est le Herzblock type pour Hering.

La compression légère, lente et progressive du faisceau de His à l'aide de la pince d'Erlanger diminue progressivement aussi le nombre des pulsations ventriculaires, si bien que ce nombre devient le cinquième, le quart, arrive enfin à égaler la moitié de celui des oreillettes.

Snyers (congrès de Munich, 1906), a essayé d'expliquer ce phénomène. Une onde de contraction partie de l'oreillette est transmise par le faisceau légèrement comprimé et le ventricule se contracte en même temps. D'où rythme synchrone auriculo-ventriculaire. Mais lors de la contraction auriculaire suivante, la conductibilité du faisceau de His a été épuisée par la transmission de la première onde de contraction ; la seconde se trouve bloquée et le ventricule ne se contracte pas. Il en résulte un rythme suivant lequel on compte une pulsation du ventricule sur deux pulsations de l'oreillette. Tel serait, d'après Snyers, le Herzblock partiel dans lequel il y a trouble de la transmission mais non complète suppression.

Pour obtenir le cœur totalement bloqué il faut exercer sur le faisceau de His une compression absolue ; le pouvoir de transmission est alors détruit, il n'y a plus de passage pour l'onde musculaire venant de l'oreillette droite. Ventricules et oreillettes battent automatiquement par leur puissance propre de contraction ; le rythme des oreillettes n'est nullement modifié, celui des ventricules est, au contraire, ralenti, si bien qu'à une pulsation ventriculaire correspondent deux ou trois pulsations auriculaires, et si on veut apprécier le pouls sur une artère périphérique on trouve un pouls rare tel qu'il existe dans le syndrome de Stokes-Adams. La concordance a donc disparu entre les deux rythmes. Il y a, dit Snyers, dissociation, Herzblock complet. Hering s'est élevé au congrès de Munich contre cette interprétation qui fait qu'on considère la dissociation des bruits du cœur et le Herzblock complet comme la même manifestation physiologique. Il faut distinguer soigneusement, dit-il, le cœur bloqué et le cœur dissocié ; dans la dissociation, la transmission de l'excitation des oreillettes au ventricule est supprimée, le ventricule continue à battre selon son rythme propre, isolément en vertu de l'automatisme de ses fibres musculaires ; dans le Herzblock le ventricule ne se contracte pas dans le moment correspondant à la systole ventriculaire, il y a suppression de systoles ventriculaires. Dans la maladie de Stokes-Adams, ajoute-t-il, on a seulement noté de la dissociation, mais il est probable qu'il y a aussi suppression de systoles ventriculaires.

Les expériences faites sur l'animal montrent donc en fin de compte qu'il y a entre oreillette et ventricule un faisceau anatomique dont la lésion détermine des troubles physiologiques caractérisés d'une part par la dissociation du rythme auriculo-ventriculaire, le ventricule ne battant plus que par sa force d'automatisme propre, et par suite étant nécessairement ralenti, d'autre part, par le cœur bloqué, le Herzblock, où il y a non ralentissement des systoles ventriculaires mais suppression partielle. Ces données sont extrêmement intéressantes et le physiologiste Hoffmann a tout particulièrement insisté sur elles.

Mais, on le comprend, elles n'auraient qu'un intérêt partiel si on ne pouvait les vérifier chez l'homme ; or, comme on ne peut pas expérimenter sur lui, il faut s'en tenir aux données que peut fournir l'examen clinique. On y arrive en examinant les tracés sphygmographiques, interprètes fidèles des anomalies de rythme cardiaque, et en contrôlant par des autopsies s'il y a ou non lésion du faisceau de His.

Vérification clinique des expériences

a) Apprécier la diminution de la conductibilité est chose facile expérimentalement ; après section partielle, compression légère exercée sur le faisceau de His. Humblet, Frédéricq, Erlanger l'ont constaté sur le cœur du chien. Il n'y a qu'à patiemment observer les contractions ventriculaires et auriculaires et à établir un état comparatif. En clinique cet examen est difficile ; dans certaines arythmies on peut, selon Snyers, apprécier le point de départ des excitations déterminant des extra-systoles, oreillette, ventricule, frontière atrio-ventriculaire : ce sont là des appréciations délicates, difficiles et sur lesquelles il est prudent de ne pas uniquement tabler. Pour Vaquez et Esmein qui ont publié la meilleure étude française sur un cas de maladie de Stokes-Adams avec lésion du faisceau de His trouvée à l'autopsie, on peut supposer une modification de la conductibilité lorsqu'on rencontre sur le tracé de la radiale des groupements de pulsations suivis d'une pause artérielle. C'est le pulsus deficiens qu'Engelman a rapproché des « périodes de Luciani » bien connues des physiologistes et que cette modification de rythme rappelle complètement. Vaquez dans une observation donne le tracé de la radiale d'un de ces malades, alors que la bradycardie n'était encore que paroxystique, au moment où la lésion du faisceau de His n'était probablement encore que légère ; nous donnons du reste ce tracé. Keith et Martin Flak dans le Lancet du 11 août 1906 ont donné des tracés sphygmographiques semblables.

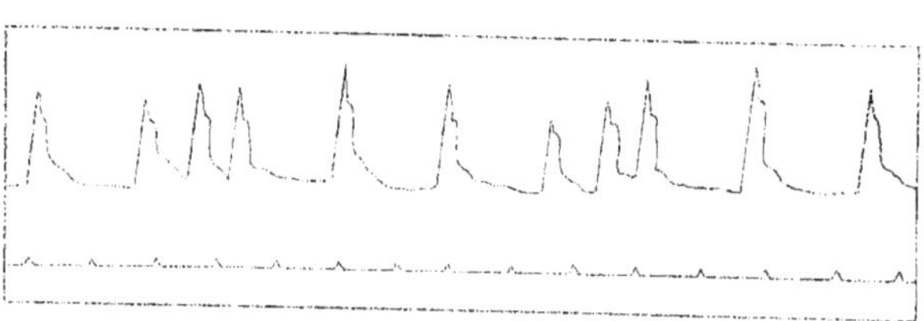

Fig. 1. — Tracé de la radiale. Groupement des pulsations et pause artérielle.

b) Quant à la dissociation des rythmes auriculo-ventriculaires, dissociation seulement pour Hering, phénomène Herzblock pour Snyers, il est plus facile de le constater par l'exploration du pouls veineux, non du pouls veineux pathologique tel qu'on l'observe dans l'insuffisance de la valvule tricuspide, mais du pouls veineux physiologique.

C'est en effet cette dissociation qui est la vraie cause du ralentissement du pouls, et Vaquez, à la Société de médecine des hôpitaux, insiste sur ce fait qu'on ne peut l'établir que par des tracés comparatifs suivis, de pulsations artérielles et veineuses (7 mars 1906).

Friedreich, Potain, Hoffmann, Franck ont démontré chez l'homme comme chez les animaux l'existence fréquente mais constante du pouls veineux physiologique. En clinique, on ne songe à le rechercher généralement que dans les cas d'affection cardiaque nettement affirmée. Il est certain que dans les cas ordinaires sa recherche est délicate, pas toujours couronnée de succès. Pourtant Stokes avait déjà dans son observation mentionné son existence ; peut-être, par suite de la diminution de contraction ventriculaire, y a-t-il de la stase dans l'oreillette et cette stase rendrait plus perceptible le phénomène.

Sa démonstration physiologique a été publiée par Chauveau le premier en France en 1885. Son malade avait à l'oreillette de 60 à 65 battements, alors que le rythme ventriculaire était de 20 à 25. En 1893, Vaquez publie des tracés très démonstratifs dans le traité de Debove et Achard, la pulsation auriculaire était à peu près d'un rythme deux fois plus fréquent que celle du ventricule. En 1902 Mackenzie, en 1906 Keith et Miller ont donné aussi des tracés.

Pour enregistrer les indications données par le pouls veineux, indications qui dans le cas de Vaquez étaient nettement visibles puisque dans l'intervalle qui séparait deux pulsations radiales, on voyait un soulèvement de la jugulaire, on se sert d'un tambour de Marey et d'un sphygmographe. On localise la région où passe la jugulaire externe ; on place sur elle une poire de caoutchouc aussi mince et aussi sensible que possible. La poire remplie d'air est reliée à un tambour à levier et lui transmet l'impulsion déterminée par la colonne de sang veineux qui va de l'oreillette au point d'application jugulaire. En reliant le tambour à un sphygmographe, il y a enregistrement simultané jugulaire et radial. Nous en donnons d'ailleurs un exemple.

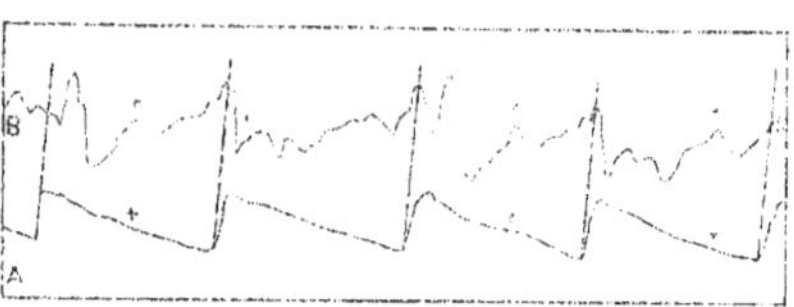

Fig. 2.— A, tracé de la radiale Ps = 24; B. tracé de la jugulaire + Systoles auriculaires isolées

Dans ce cas, le tracé de la radiale est la reproduction fidèle de la contraction ventriculaire ; celui de la jugulaire l'interprétation physiologique de la contraction de l'oreillette droite. Cette dernière, d'après Snyers, se composerait « d'une pulsation positive correspondant à la systole auriculaire, d'un second soulèvement dépendant de la clôture de la valvule tricuspide, d'une brusque dépression ou pouls négatif. Les variations de pression intra-auriculaire qui se développent à chaque révolution cardiaque réagissent sur le contenu des veines qui aboutissent à l'oreillette et y produisent des variations dans la vitesse d'écoulement du sang veineux. Il n'y a pas de véritable reflux du sang au moment de la systole auriculaire et du pouls positif de la jugulaire, mais seulement ralentissement de l'afflux sanguin de la jugulaire. »

Les tracés sphygmographiques sont souvent difficiles à interpréter d'une façon aussi exacte. Tout ce que l'on peut dire c'est qu'il est relativement facile de constater une systole auriculaire correspondant à une pause ventriculaire transcrite par la radiale. Mais ces tracés ne sont pas toujours faciles à prendre. Théoriquement la pulsation jugulaire devrait, dans l'intervalle de deux systoles d'un ventricule ralenti, apparaître très nettement. Pratiquement il n'en est pas ainsi. Certains observateurs ont échoué, et comme le nombre des cliniciens qui ont recherché l'interprétation sphygmographique de la dissociation auriculo-ventriculaire est restreint, on ne possède pas encore beaucoup de tracés.

Est-il possible, en profitant de la bradycardie ventriculaire, de percevoir concurremment au soulèvement jugulaire, le bruit léger de la systole auriculaire isolée. Vaquez considère la chose comme probable et aurait cru l'obtenir dans son observation (1907).

En Allemagne, His Junior (1899) a pu le premier prendre un tracé, où la dissociation auriculo-ventriculaire, ou plutôt le Herzblock, ainsi qu'il l'appelle avec d'autres auteurs allemands, était ainsi constitué : un pouls radial ralenti à 20-40 par minutes, le pouls veineux pris au niveau du cou donnant un chiffre de contractions auriculaires trois à quatre fois plus élevé. Il y avait par moments même non seulement la dissociation mais encore le Herzblock tel que l'entend Hering, c'est-à-dire non seulement le ventricule ralenti parce qu'il reçoit moins d'excitation et d'onde contractile musculaire de l'oreillette, ralenti parce qu'il est réduit à battre automatiquement, mais encore arrêté pendant 20 à 30 secondes comme si sa force d'impulsion automatique était impuissante seule à le faire contracter longtemps. C'est bien là le type du Herzblock absolu tel qu'expérimentalement on le rencontre chez l'animal.

Une observation de Roos (1906) est particulièrement intéressante. Elle montre le ventricule recevant d'abord une onde contractile musculaire plus réduite, probablement par lésion partielle du faisceau de His, se manifestant par un nombre de pulsations ventriculaires exactement la moitié de celles de l'oreillette. Puis Roos déclare qu'après neuf mois d'observation on constate que le ventricule se ralentit davantage, qu'il y a entre pulsations auriculaires et ventriculaires une dissociation beaucoup plus grande. Il pense alors qu'il y a une lésion totale du faisceau de His, qu'il existe, non plus un trouble, mais une suppression absolue de la transmission, et il admet que le ventricule ne recevant plus aucune contraction d'origine auriculaire bat automatiquement ; il est bloqué, mais puise en lui-même les ressources contractiles nécessaires et suffisantes pour assurer sa tâche physiologique.

Telles sont donc en quelques pages les notions expérimentales et les données cliniques sur le pouls lent permanent. Elles se résument en ceci ; le ralentissement de la pulsation ventriculaire peut être déterminé par compression, section complète ou non du faisceau de His ; le ventricule isolé, bloqué, ralentit son rythme, d'où pouls lent permanent, dissociation auriculo-ventriculaire. Pour vérifier cette donnée en physiopathologie humaine, il fallait examiner le faisceau de His chez tous ceux qui avaient présenté du pouls lent permanent, de la dissociation auriculo-ventriculaire, et théoriquement on devait y trouver une lésion micromacroscopique, C'est ce que quelques observations, malheureusement trop peu nombreuses, démontrent d'une façon péremptoire. Nous en avons recueilli dix-sept.

Que conclure de cette étude physiologique : simplement qu'il faut envisager la pathogénie du syndrome de Stokes-Adams avec éclectisme. La théorie myogène explique plus clairement, plus nettement, d'une façon plus décisive la bradycardie dans les observations que nous avons pu recueillir. Dans d'autres cas la théorie neurogène est préférable, et les trouvailles d'autopsie viennent la confirmer. Du reste il faut bien dans la question de l'automatisme contractile du cœur envisager le rôle possible et même certain des influences nerveuses frénatrices ou accélératrices. Mais ces influences s'exercent sur une onde musculaire qui doit, pour conserver le rythme cardiaque, nécessairement passer par une voie de conductibilité unique et le faisceau de His. C'est ce faisceau qui commande l'allure rythmique auriculo-ventriculaire ; sa lésion détermine ces phénomènes de bradycardie et à cette bradycardie observée chez un malade peut répondre sa lésion bien systématisée macroscopique et microscopique. Il découle donc de cette brève étude la nécessité, dans les autopsies de morts dues au syndrome Stokes-Adams, de ne pas s'orienter exclusivement vers les lésions nerveuses, mais encore du côté du muscle cœur, particulièrement du côté du faisceau musculaire conducteur découvert chez l'homme par His en 1905 et auquel on donné son nom.

CHAPITRE IV

OBSERVATIONS

Des nombreuses observations de pouls lent permanent publiées, nous n'avons retenu que celles dans lesquelles une lésion du faisceau de His a été révélée par l'autopsie.

Nous avons pu en recueillir dix-sept. Ces observations, qu'on peut lire dans les pages suivantes, ont été réparties en deux groupes.

1° Le premier comprend toutes celles où la lésion du faisceau de His est spécialement vérifiée et minutieusement décrite.

2° Dans le deuxième nous avons réuni les observations publiées antérieurement à la découverte du faisceau de His, et chez lesquelles les altérations de ce faisceau nous semblent devoir être admises, étant donné le siège de la lésion.

Altération du faisceau de His notée à l'autopsie

Observation Première

John Hay, Lancet, 20 janvier 1906

J. Hay et Stuart A. Moore, Lancet, 10 novembre 1906

Homme de 65 ans, admis à Stanley-Hospital, le 8 juin 1905.

Antécédents héréditaires sans importance.

Antécédents personnels. — Pas de syphilis, ni rhumatismes, ni typhoïde. Pendant son service actif dans les Indes, il eut des atteintes sévères de « fièvres ». Au cours des douze dernières années de sa vie, il eut de fréquentes indigestions.

Depuis huit ans, il savait que son pouls était ralenti et depuis deux ans et demi, il éprouvait de la dyspnée d'effort. Le 24 décembre 1904, il commence un embarras gastrique qui dura six semaines ; il peut ensuite reprendre son travail, mais avec lassitude.

Examen à l'entrée, le 8 juin 1905. — Bonne santé relative. Température normale. Lèvres bleuâtres. Troubles digestifs, malaise, flatulence après les repas et quelques aigreurs ; constipation opiniâtre.

La dyspnée s'est graduellement développée : le malade ne peut faire plus de dix pas sans s'arrêter et il ne peut conserver la position allongée dans le lit.

Il éprouve une sensation marquée de vertige avec céphalalgie temporale très vive. Cette douleur revient tous les soirs vers 9 heures ; elle dure toute la nuit, puis s'atténue le matin. Pas de palpitations, ni de défaillances.

Le 24 juin, le pouls est à 32, régulier comme force et fréquence. La pression sanguine qui s'élève à 200 millimètres de mercure pendant la systole, retombe à 100-120 pendant la diastole. Les artères sont épaisses et sinueuses.

Le choc de la pointe ne peut être perçu ni par la vue, ni par le palper. L'aire de matité cardiaque s'étend à 5 centimètres à droite et à 13 centimètres environ à gauche de la ligne médiane, atteignant en haut le bord supérieur du 3e cartilage costal gauche, et en bas la 7e côte gauche.

A l'auscultation, les bruits sont partout faibles. A la pointe, on perçoit un bruit systolique faible, ne se propageant pas dans l'aisselle ; le premier bruit n'est pas entendu et le second n'est ni accentué, ni redoublé. Le souffle et le second bruit sont entendus distinctement au niveau du 4e espace à côté du sternum.

Au foyer aortique, souffle systolique faible sans altération du deuxième bruit.

En auscultant attentivement la pointe, on entend par moments, pendant la diastole ventriculaire une sorte de bouffée faible, séparée du deuxième bruit par un intervalle distinct. Au niveau des jugulaires, des ondulations se produisent avec une séquence particulière. Pendant une pulsation radiale, deux ondulations se succèdent immédiatement, mais entre ces deux ondulations couplées et la paire d'ondulations couplées suivante, il se produit une ondée unique. Or, la bouffée ventriculaire, qu'on n'entend que par moments, est synchrone à l'onde jugulaire isolée.

Les tracés simultanés du pouls radial et du pouls jugulaire, montrent que les oreillettes battent deux fois plus fréquemment que les ventricules, chaque seconde systole auriculaire étant seule capable de provoquer une systole ventriculaire. Mais le tracé montre plus : il montre que l'intervalle entre la systole auriculaire et la systole ventriculaire est de deux cinquièmes de seconde au lieu de un cinquième, comme à l'état normal.

Le malade sort de l'hôpital le 8 décembre 1905. Après quelques jours de bon état relatif, il ne tarde pas à voir apparaître des troubles de compensation cardiaque, dyspnée, œdème des jambes, et des accidents caractérisés d'abord par des absences passagères, puis par des attaques avec mouvements convulsifs et perte de connaissance.

Il rentre de nouveau le 4 janvier 1906. On le trouve amaigri ; il a de l'engouement des bases, de l'œdème des jambes, de l'ascite.

Le pouls varie de 36 à 44, avec une légère arythmie. L'aire de matité cardiaque est plus grande qu'auparavant.

En peu de jours, la matité cardiaque est revenue à ses limites anciennes et l'état général s'est amélioré. Cette situation persiste jusqu'au 16 mars, date de la mort. Mais pendant ce temps, nous sommes témoin d'attaques qui reviennent par périodes et présentent tous les degrés de gravité. Elles sont précédées des symptômes prodromiques suivants : une crise céphalée et de vertige, une soif intense, un peu de diminution de l'acuité auditive et visuelle.

Au cours des crises, la perte de connaissance est ordinairement complète, la respiration stertoreuse, et des mouvements convulsifs surviennent, mais pas toujours, vers la fin de l'attaque.

Le pouls est très irrégulier. Sa fréquence moyenne est de 30, mais parfois il monte à 100 et revient, en quelques instants, à 80, 60, 40. On observe des pauses fréquentes ; dans l'intervalle des crises, on en a compté de 15 secondes, et pendant les crises, elles ont pu atteindre une minute et quinze secondes.

Le 16 mars, pendant qu'on examinait le malade, brusquement le pouls radial cesse d'être perçu, le malade perd connaissance, son teint devient blafard. Pendant trois minutes ni pouls ni bruit du cœur ne sont perceptibles ; au bout de ce temps, quelques ondulations sont décélées au poignet, la cyanose s'accroît et la mort survient.

Autopsie. — OEdème des jambes, des articulations, de la plèvre, du péricarde.

Poumons : emphysème et bronchite chronique.

Cœur : coronaires rigides et calcifiées, la droite étant complètement bouchée. L'oreillette et le ventricule droits sont dilatés et hypertrophiés ; artère pulmonaire et valvules sigmoïdes en bon état. L'oreillette gauche est un peu dilatée, mais plutôt hypertrophiée. La mitrale admet dans son orifice trois doigts ; sur la valve aortique, on voit un léger épaississement sous forme de tâche vers la base, et les cordages tendineux sont un peu opacifiés.

Ventricule gauche hypertrophié et dilaté. Les valvules aortiques sont saines et retiennent bien l'eau. La première portion de la crosse de l'aorte est un peu dilatée et on voit sur elle quelques taches d'athérome. Les artères périphériques sont épaissies.

Foie, reins, rate : infiltrés par stase.

Dure-mère épaissie et par places adhérente à l'arachnoïde ; léger excès de liquide arachnoïdien. Sclérose des carotides internes et des vertébrales, tronc basilaire normal.

Le professeur Keith a fait l'examen microscopique du faisceau auriculo-ventriculaire. Voici quelques lignes de son rapport : « Les coronaires et la branche de la coronaire droite, qui court à travers le faisceau, sont athéromateuses, épaississement irrégulier de la tunique interne et aussi de la gaine. Le corps fibreux central consiste dans une masse athéromateuse, et, au point perforé par le faisceau auriculo-ventriculaire, il existe des taches d'un processus inflammatoire récent. On trouve des taches de cellules qui se résolvent en fibroblastes; le processus inflammatoire n'enveloppe pas tout le faisceau, il est disposé par petites plaques. » Keith fait ressortir aussi que le corps fibreux central est élargi et que la musculature attachée sur lui et dans son voisinage est rétractée et fibreuse. Le faisceau auriculo-ventriculaire est compris dans cet élargissement du corps fibreux central et la partie membraneuse du septum est distendue et a perdu sa forme.

Observation II

Arthur Keith et Ch. Miller, Lancet, 29 novembre 1906

Il s'agit d'un homme que W. Chapmann a présenté à la Société clinique en 1898 et en 1899, et au sujet duquel il a fait un mémoire que l'on peut retrouver dans les comptes rendus de la Société clinique (Transactions of the clinical Society, vol. XXXI, p. 284 et vol. XXXIII, p. 34).

Cet homme fut admis pour la première fois à l'Hôpital national le 6 octobre 1897. Il était alors âgé de 48 ans. Il se plaignait de palpitations occasionnées par le moindre effort avec céphalée passagère et d'une sensation de suffocation quand il se penchait en avant.

Trente ans avant, en 1877, il avait eu un petit chancre sur la verge, qui ne lui procura aucun ennui, et pour lequel il subit un traitement de deux mois. Jamais il ne présenta le moindre signe de syphilis secondaire.

Sa première maladie fut à proprement parler l'influenza, dont il eut, en 1892, une attaque sévère.

Six mois après, il commença à souffrir de palpitations et, 3 mois plus tard, il fut pris brusquement d'une sensation de plénitude dans la tête, accompagnée de gonflement et de rougeur de la face, qui cessa bientôt.

Vers la même époque, il vit un médecin qui attira son attention sur le développement des veines superficielles de l'abdomen.

Au cours des attaques de palpitations, parfois, il est pris d'une défaillance soudaine, il tombe et demeure sans connaissance pendant quelques secondes. L'examen révèle chez le malade un certain embonpoint et un facies rouge sombre.

Les veines de la paroi abdominale et de la jambe droite sont dilatées, tortueuses et l'une d'elles se prolonge même jusqu'au creux axillaire.

La jambe gauche est intéressée à un moindre degré.

Le cœur bat faiblement à 54 pulsations par minute ; la pointe est sentie dans le 5e espace intercostal, et à l'auscultation on perçoit un souffle systolique au foyer mitral.

Le malade resta à l'hôpital cinq semaines, au cours desquelles la fréquence du pouls varia de 54 à 32 pulsations par minute, avec une moyenne de 42.

Le diagnostic provisoire porté à ce moment fut : obstruction de la veine cave inférieure par gomme syphilitique ou par phlébite.

Le malade avait pris de l'iodure pendant plusieurs années avec quelque avantage.

En 1905, il mourut au London-Hospital, âgé de 56 ans, d'une péritonite par perforation appendiculaire.

Autopsie. — L'autopsie montra une oblitération, non de la veine cave inférieure, mais de la veine cave supérieure. A son entrée dans l'oreillette droite, la veine cave inférieure présente des dimensions à peu près doubles de ses dimensions habituelles ; au contraire, la veine cave supérieure est complètement oblitérée, et une petite cicatrice seule en indique la place.

La cloison interauriculaire est complètement détruite et

remplacée par une masse cicatricielle qui s'étend jusqu'à l'orifice coronaire.

Dans l'oreillette gauche, on constate une infiltration gommeuse légère du myocarde au niveau des orifices des veines pulmonaires, et un épaississement considérable du sinus de cette cavité, sous la forme d'un anneau cicatriciel, dont le diamètre ne dépasse pas 15 millimètres. Il y a donc rétrécissement, mais rétrécissement assez large pour permettre au sang pulmonaire de passer dans le ventricule gauche sans obstacle sérieux.

Le tissu cicatriciel s'étend aussi à la partie supérieure de la cloison interventriculaire ; il entoure l'orifice de l'aorte et ceux des artères coronaires droite et gauche. L'orifice de la coronaire droite mesure un millimètre environ. Son trajet présente des épaississements multiples et irréguliers de la paroi. La branche postérieure de la coronaire gauche est complètement oblitérée, et la lumière de la branche antérieure est réduite de moitié par des épaississements que l'on rencontre vers le milieu de son trajet.

Des coupes en séries furent faites dans le bloc cicatriciel. Leur examen démontra l'intégrité de la portion antérieure du faisceau auriculo-ventriculaire et de ses deux divisions, branche gauche et branche droite. La partie postérieure, environ 15 millimètres, du faisceau est progressivement remplacée par du tissu fibreux, de même que le réseau musculaire où il prend naissance. En réalité, cette masse est surtout formée par un tissu amorphe infiltré de dépôts calcaires.

Observation III

Gibson, Brit. med. Journ. 1906, II, 1103
Discussion sur quelques aspects du heart-block

G. D..., âgé de 44 ans, laitier, admis le 19 octobre 1904, se plaint de dyspnée et d'augmentation de volume de l'abdomen.

Dans ses antécédents personnels, on relève une scarlatine à l'âge de 16 ans et un alcoolisme très accusé.

Les symptômes pour lesquels le malade entre à l'hôpital ont débuté en 1902, et sont allés depuis en augmentant progressivement.

A son entrée, les artères sont trouvées quelque peu épaissies, mais non sinueuses. La pression sanguine, prise au sphygmomanomètre de Riva-Rocci, est égale à 140 millimètres de mercure, pendant la systole, et à 90 pendant la diastole. Le pouls présente quelques irrégularités dans le rythme, et sa fréquence est de 80 à 90 par minute.

L'inspection du cou et de la poitrine permet de constater seulement un léger frémissement des veines du cou. Le choc de la pointe est à peine perçu à la palpation.

Le bord supérieur du cœur atteint le bord supérieur du 3e cartilage costal gauche ; le bord droit est à 5 centimètres et le bord gauche à 10 centimètres de la ligne médiane.

Les bruits du cœur sont faibles à tous les orifices, sauf au foyer pulmonaire où le second bruit est accentué.

Du côté du poumon, symptômes très marqués d'emphysème, avec bronchite.

Foie augmenté de volume. Quantité d'urine normale, mais densité plus haute.

Le malade sort amélioré le 5 janvier 1905.

Le 24 janvier 1906, le malade rentre à l'hôpital, dyspnéique, cyanosé, ictérique. Cette fois, la tension est un peu plus faible et le cœur est un peu plus dilaté. Les bruits du cœur sont faibles, toujours exception faite pour le second bruit pulmonaire qui est accentué, et souvent dédoublé.

Une certaine amélioration s'était produite quand, dans la première semaine de février, le pouls se ralentit considérablement et arriva le 12 au taux de 30 pulsations à la minute. En même temps, le rythme respiratoire s'accélérait et on put fréquemment noter 40 respirations à la minute.

De jour en jour, la cyanose augmenta, les veines du cou présentèrent des pulsations distinctes et souvent on put constater qu'il y avait cinq contractions de l'oreillette pour un choc de la pointe. Mais jamais, en aucun moment, on n'entendit de bruit entre les pulsations de la pointe.

Durant les derniers jours de la vie, la fréquence du pouls remonta à 60 et même à 70 ; cependant, en ce moment, les oreillettes battaient bien plus fréquemment.

Autopsie. — Symphyse pleurale des deux côtés et symphyse du péricarde. Le cœur dilaté et hypertrophié ne présente aucune lésion valvulaire. L'examen du cœur porte sur deux points : sur l'état du muscle cardiaque en général, et sur l'état du faisceau auriculo-ventriculaire.

Les parois des oreillettes et des ventricules sont en parfait état, exception faite de l'épicarde qui est envahi par du tissu fibreux, évidemment dû à la péricardite. Le faisceau auriculo-ventriculaire est manifestement plus pâle que d'ordinaire ; à la coupe, on le trouve envahi par une abondance considérable de tissu fibreux, qui dissocie largement les fibres musculaires.

Intégrité parfaite des deux vagues.

Observation IV

A. Stengel, American Journal of the medical sciences, décembre 1905
Résumée dans Lancet, 27 janvier 1906

Homme âgé de 57 ans, admis à l'hôpital le 19 septembre 1905.

Début de la maladie : deux ans et demi auparavant, par une chute soudaine avec perte de connaissance pendant quelques instants.

Trois mois après, nouvelle attaque et depuis ce moment en moyenne une attaque chaque deux ou trois semaines.

Examen : Bon état général.

Artères athéromateuses. Pouls à 36. Tension un peu accrue. Battements au niveau de l'épigastre et des veines du cou.

La pointe du cœur bat fort et son impulsion est visible dans le cinquième espace intercostal, juste en dehors d'une ligne passant par le milieu de la clavicule. On sent à ce niveau un thrill.

A l'auscultation, on perçoit à la pointe un souffle systolique rude et qui se propage dans l'aisselle. Pas d'albumine.

Le 23 septembre, nouvelles attaques : au début, il y a une pâleur momentanée du visage, qui ne tarde pas à être suivie par de la cyanose avec tremblement léger des bras.

Au cours des crises, le pouls s'arrête quelques instants, puis il repart progressivement et s'arrête au taux de 16 à 18 pulsations à la minute. Pendant ce temps, les veines du cou présentent 80 à 100 battements par minute.

Le 27 septembre, au matin, attaque sévère ; le pouls s'arrête deux minutes et dix secondes. L'après-midi, le type respiratoire de Cheyne-Stokes apparaît et trois heures après la mort survient.

Autopsie. — Hypertrophie du cœur portant surtout sur le ventricule gauche. Le myocarde est en apparence normal dans toute son étendue, sauf dans une petite aire située à la partie supérieure de la cloison interventriculaire. Sur la valve antérieure de la mitrale, on trouve une plaque athéromateuse blanchâtre qui s'étend sur l'endocarde, exactement au point où le faisceau de His passe de l'oreillette dans le ventricule.

Crosse de l'aorte et orifices des coronaires athéromateux Coronaires épaissies.

Observation V

Vaquez et Esmein, Soc. méd. des hôp., 1907 et Presse méd., 1907, n° 8

Homme âgé de 43 ans qui, en juillet 1905, avait à son réveil présenté une crise syncopale avec convulsions et chez lequel, depuis ce moment jusqu'à son entrée à l'hôpital (novembre 1905), les crises s'étaient répétées avec une fréquence toujours croissante.

Lorsque nous l'examinâmes, nous constatâmes chez ce sujet l'existence d'une double lésion aortique avec inégalité pupillaire, signe d'Argyll incomplet (méningite chronique de la base probable) due vraisemblablement à une syphilis ancienne et avérée.

Le pouls battait tantôt de 50 à 60, tantôt 44 à la minute. Mais de temps à autre, il survenait un ralentissement plus considérable (30 à 36), avec ébauche de crises syncopales.

En avril 1906, la situation s'aggrava ; le pouls ne remonta pas au-dessus de 40. Parfois, le sujet était pris de violentes crises convulsives qui le maintenaient en opisthotonos avec perte de connaissance, pâleur de la face, etc. A ce moment, la pause du pouls pouvait atteindre six secondes.

Les médications les plus diverses, digitale, atropine, furent absolument inactives, et le sujet succomba brusquement dans une crise le 16 mars 1906.

Quand on examinait le malade pendant les périodes où le pouls ne dépassait pas 40, on constatait nettement une dissociation du rythme artériel et du rythme veineux. Tandis que la radiale ne montrait aucun soulèvement, on voyait la jugulaire battre encore, pendant l'intervalle des pauses artérielles et à des distances variables dans cet intervalle. Les tracés relevés en font foi (fig. 2).

Pendant ces mêmes pauses, l'auscultation du cœur permettait d'entendre, coïncidant avec le soulèvement de la jugulaire, un bruit sourd, perceptible surtout à la base du cœur.

A l'autopsie, nous constatâmes la double lésion aortique reconnue pendant la vie. Le cœur, hypertrophié dans sa partie gauche, pesait 870 grammes.

Le système nerveux (cerveau, bulbe, nerfs ; pneumogastrique, sympathique), était indemne de toute lésion. Les reins étaient seulement congestionnés.

A un examen plus attentif du cœur, on notait la présence, au niveau de la partie postérieure de l'oreillette droite et contre la cloison inter-auriculaire, d'une plaque de sclérose irrégulièrement étoilée, mesurant environ 3 centimètres de haut sur 2 de large, d'aspect lisse et grisâtre. Sur la coupe, la lésion occupait toute l'épaisseur de la paroi cardiaque, englobant la grande veine coronaire, et répondant à la région où commence le faisceau de His.

Microscopiquement, on constatait une sclérose irrégulière, contenant des îlots, le plus souvent péri-vasculaires, de cellules embryonnaires.

La section de la cloison inter-cavitaire fut bien autrement instructive. Si, dans la partie supérieure du septum inter-auriculaire et dans la partie inférieure du septum inter-ventriculaire, les fibres musculaires étaient assez bien conservées, par contre, toute la portion intermédiaire comprenant le renflement, le rétrécissement et la division du faisceau de His présentait un aspect graisseux, jaunâtre, principalement accentué à la partie moyenne. Sur les coupes histologiques, on notait de haut en bas la disparition progressive des fibres musculaires, étranglées par un tissu de sclérose, et en dégénérescence graisseuse. Au niveau du septum membraneux, il n'existait plus que du tissu conjonctif adulte, et, à la place exacte du faisceau communiquant, une infiltration totale par des cellules embryonnaires ; au-dessous, reparaissaient les fibres musculaires dégénérées. La disposition des lésions et leurs caractères histologiques permettaient d'affirmer leur nature scléro-gommeuse.

Observation VI

Oddo et Sauvan, Marseille médical, 15 juillet 1907.

Cette observation concerne une femme de 75 ans, ayant exercé la profession de blanchisseuse.

Ses antécédents n'offrent rien de particulier.

La malade a quelquefois des crises dont la première paraît remonter à dix ans. Ces crises surviennent brusquement sans prodromes. Elles sont caractérisées par la perte de connaissance, une pâleur du visage faisant rapidement place à la cyanose. La respiration est pénible, la langue pendante. Leur durée est variable, dépasse quelquefois 24 heures. Les crises ont cessé pendant trois ans sous l'influence d'un traitement que la malade ne suivait plus depuis quelque temps.

Le pouls bat ordinairement à 36 à la minute. Cependant,

pendant une atteinte de congestion pulmonaire que présenta cette malade, le pouls monta jusqu'à 48 à la minute.

L'examen des autres organes ne nous apprend rien de spécial : artério-sclérose.

Cœur : bruits un peu sourds à la pointe ; éclat clangoreux du deuxième bruit aortique. Les bruits sont lents, réguliers ; on ne perçoit aucun bruit dans les intervalles des contractions.

Pas de cyanose de la face, ni des extrémités qui, cependant, sont ordinairement froides.

Réflexes normaux.

La dernière crise syncopale remonte au 2 janvier 1907 ; elle dura deux heures environ.

La malade qui, au début, allait et venait, s'affaiblit progressivement ; garde le lit. Bientôt de la diarrhée, des vomissements apparaissent, et la malade décède des suites d'une cachexie rapide le 29 mai.

Autopsie. — On trouve des traces de vieille pleurésie ; adhérences pleurales, plaques calcaires en deux endroits.

Péri-hépatite : adhérences, épaississement de la capsule.

Péri-splénite : adhérences, épaississement de la capsule.

Cerveau : rien de particulier. Bulbe intact ; à la coupe, on ne constate pas de zone dégénérée.

Le cœur est plus intéressant. En disséquant l'endocarde on trouve, à la naissance du faisceau de His, un infarctus de la largeur d'un pois, dont le fond est rempli de substance jaune ocre, et dont les bords taillés à l'emporte-pièce interrompent très visiblement le trajet des fibres du faisceau auriculo-ventriculaire.

Observation VII

Schmoll, Deutsch. f. Klin. med. LXXXVII signalée in Semaine méd. 1906, p. 216

Il s'agit d'un homme qui succomba au cours d'une syncope.

A l'autopsie, on trouva une altération très nette du faisceau de His. Sous le septum membraneux existait un tissu inflammatoire qui avait envahi aussi bien le faisceau de His que les régions sous-jacentes ; ce tissu inflammatoire en déterminant l'atrophie du faisceau, l'avait en même temps extériorisé par rapport au muscle cardiaque.

Observation VIII

Jellick, Cooper et Ophüls, Journ. of Amer. Assoc., 1905, n° 5
signalée par Vaquez et Esmein in Presse méd. 1907, n° 8

Foyer de dégénérescence aiguë avec nécrose intéressant le faisceau de His, chez un sujet qui était mort de septicémie gonococcique et qui, dans les derniers jours, avait présenté le syndrome de Stokes-Adam.

Observations IX et X

Ashton, Harris et Lavenson, Coll. of physic. of Philadel, 1906, 7 novembre
Aschoff, Brit. med Journ. 27 octobre 1906

Nous signalons ces deux observations que nous n'avons pu nous procurer, pour être complet.

Altération du faisceau de His non spécifiée à l'autopsie

Observation XI

Rendu, Société médicale des hôpitaux, 1895, p. 381

Note sur un cas de syphilis du cœur accompagnée de pouls lent permanent

F. L..., âgé de 43 ans, plombier, entre à Necker, le 3 décembre 1894, avec tous les signes d'une maladie de cœur en apparence classique.

Comme antécédents, une santé générale toujours excellente, sauf quelques rhumatismes, il y a une dizaine d'années. Pas de traumatisme, ni de coliques de plomb. Les premiers symptômes de la maladie de cœur ont apparu, il y a un an, caractérisés par de la dyspnée d'effort et surtout des vertiges, et le malade a dû faire pour cela, à deux reprises différentes, un séjour à l'hôpital.

A son entrée, le malade est en pleine asystolie.

L'examen du cœur montre l'organe volumineux : la matité précordiale est de 15 centimètres le long du bord droit, de 13 centimètres transversalement, la pointe bat dans le 5e espace sur la ligne axillaire. Les pulsations cardiaques sont inégales et irrégulières, le choc dur, mal soutenu, sans frémissement cataire; il y a une arythmie très prononcée, malgré la lenteur remarquable des battements du cœur (36 à 40). L'auscultation fait entendre un bruit de souffle systolique, dont le maximum ne correspond pas à la pointe, mais à la partie moyenne du ventricule. Ce souffle a un timbre râpeux, rude, et s'accompagne d'un piaulement musical, surtout perceptible au niveau du bord gauche du sternum.

Poumons engoués aux bases ; urines rares, sans albumine ; foie gros, sensible.

Au bout de 48 heures de régime lacté et digitale, l'arythmie a disparu, et le cœur se contracte très régulièrement, avec une lenteur singulière (30) que je rattache à l'action de la digitale. Pourtant, le malade n'éprouve pas l'amélioration habituellement observée en pareil cas : l'orthopnée est toujours extrême, et le décubitus, dans le lit, impossible. L'état vertigineux, loin de diminuer, s'est accentué ; L... ne peut faire un mouvement sans avoir des étourdissements accompagnés d'éblouissements et de bourdonnements d'oreilles. Ces phénomènes sont si prononcés, qu'à plusieurs reprises surviennent des menaces de syncope.

La digitale est suspendue. Sous l'influence de la caféine, une amélioration se produit, mais les pulsations à la radiale continuent à être remarquablement lentes. Cette particularité me paraissant insolite, j'étudie avec grand soin le pouls du malade, il est plein, dur et donne au sphygmographe une ligne d'ascension verticale très accusée : la descente se fait assez brusquement d'abord, puis très lentement, sans ondulation directe intermédiaire. Ces caractères indiquent une forte contraction ventriculaire et une tension sanguine assez soutenue, mais n'expliquent pas la lenteur inusitée des battements du cœur.

Pendant trois semaines, mêmes symptômes, et malgré tous les stimulants, le chiffre des pulsations ne dépasse pas 38, le plus souvent il est à 32. Le cœur, pendant toute cette période, garde, à peu de chose près, les mêmes dimensions : il se contracte bien, mais les cavités droites sont évidemment dilatées, car les veines jugulaires sont constamment turgescentes et animées de battements qui simulent le pouls veineux. Mais il ne s'agit pas d'une insuffisance tricuspidienne, car les soulèvements de la pointe ne sont pas isochrones avec la contraction ventriculaire. Le premier précède la systole auriculaire, le second coïncide avec cette systole.

A partir du 22 décembre, des symptômes d'affaiblissement cardiaque apparaissent, et le 26 décembre, le malade meurt subitement, ayant gardé, jusqu'à la fin, toute sa connaissance, et sans avoir présenté la tachycardie, l'arythmie croissante et la somnolence qui accompagnent d'ordinaire les dernières périodes des maladies du cœur. Le matin même de la mort, le pouls battait encore 36 pulsations.

Autopsie. — Engouement des poumons et un certain degré d'épanchement pleural. Les reins irréguliers, bosselés, parsemés de petits kystes, ont l'aspect de petits reins granuleux plutôt que de reins cardiaques. Rate petite et scléreuse.

Le cœur présente la forme et l'aspect du cœur de Traube. Pas trace de péricardite. L'endocarde est sain partout, sauf sur une zone exactement circonscrite. Il existe une large plaque jaune, uniformément épaissie et de consistance quasi-cartilagineuse, qui s'étend depuis l'insertion des valvules sigmoïdes aortiques jusqu'aux muscles papillaires antérieurs, englobant la grande valve de la mitrale. En arrière, elle envahit la cloison inter-ventriculaire et acquiert une épaisseur considérable à la partie supérieure de cette cloison. Il en résulte un canal rétréci, sous-aortique, dont les parois sont transformées en tissu fibreux induré et rigide. Nul doute que ce ne fut en ce point que la colonne sanguine produisait le souffle râpeux entendu pendant la vie et dont le foyer maximum ne répondait exactement, ni à la pointe, ni à la base du cœur. Il est probable que le piaulement systolique était dû aux lésions des muscles papillaires qui, épaissis et rétractés, vibraient à la façon d'un archet.

La nature de cette lésion de l'endocarde nous est fournie par l'étude des lésions du myocarde. On constate, en effet, à la partie supérieure et antérieure du ventricule gauche, au niveau de l'orifice auriculo-ventriculaire, une saillie qui correspond à un épaississement énorme de la paroi musculaire.

Cette tuméfaction bombe également dans le ventricule et contribue à compléter le rétrécissement sous-aortique dont nous avons parlé.

Sur une section de la partie ainsi déformée, on découvre une tumeur arrondie ou plutôt ovoïde, de 5 centimètres environ de diamètre, plus grosse qu'un œuf de pigeon. Sa consistance est élastique et ferme. Le centre de la néoplasie est de couleur jaunâtre et d'apparence caséeuse : la périphérie est manifestement fibreuse et translucide, entourée d'une zone embryonnaire où serpentent de nombreux vaisseaux sanguins. Les portions centrales sont exsangues et en état de régression.

Le tissu musculaire du myocarde est, à ce niveau, aminci ; les fibres sont dissociées, pâles et d'aspect jaunâtre, surtout celles qui sont immédiatement contiguës à la tumeur ; les autres sont rouges et paraissent saines. Le reste du ventricule est hypertrophié, mais la fibre musculaire n'offre pas d'altérations apparentes.

Cette tumeur est manifestement une gomme syphilitique parvenue au stade de régression : elle a tous les caractères extérieurs de ces productions nodulaires et en offre la structure histologique : une zone embryonnaire périphérique avec néo-vaisseaux à parois minces, entourant une zone fibreuse moins vasculaire, et un centre caséeux où les éléments anatomiques sont difficilement reconnaissables. Il est probable que la plaque d'aspect fibro-cartilagineux de l'endocarde est également de nature syphilitique.

Aucune altération appréciable du cerveau et du bulbe. Les artères ne sont ni épaissies, ni athéromateuses, ni thrombosées.

Observation XII

Luce, Deutsche Archiv. f. Klin. med., Bd LXXII, p. 77, 1902

Homme âgé de 50 ans. Pouls à 28. Attaques et perte de connaissance durant une ou deux minutes, pendant lesquelles la bradycardie est encore plus marquée. Dans quelques cas assez rares, des contractions cloniques des muscles de la face furent notées.

L'autopsie montra un sarcome à cellules rondes, englobant le tiers supérieur de septum inter-ventriculaire du cœur avec une véritable sténose cardiaque intra-ventriculaire bilatérale, due en partie à un anévrisme du sinus du Valsalva (valve aortique antérieure droite). Aucune tumeur ne fut trouvée en dehors du cœur, mais il y avait des métastases dans le muscle cardiaque. L'aorte était un peu scléreuse. Les vaisseaux de la base du cerveau étaient lisses, dépressibles. Pas d'altérations macroscopiques, ni microscopiques de la moelle ni du cerveau. Les noyaux et les fibres intra-médullaires du pneumogastrique, étudiés avec soin, étaient intacts. Par contre, il y avait une dégénérescence bien marquée, à la fois ancienne et récente des deux nerfs pneumogastriques en dehors de la moelle. Les noyaux et les fibres intra-médullaires du pneumogastrique étaient également normaux, tandis qu'une dégénérescence brusque commençait à la sortie des fibres de la moelle.

Observation XIII

Bassœ, New-York med. Journ., 5 sept. 1903, p. 445, in th. Gandon, Paris, 1905

The Adams-Stokes syndrome with report of a case

Homme de 46 ans. De bonne santé habituelle. Il y a quinze ans, attaque de jaunisse ayant duré six semaines ; a eu la blennorragie, nie la syphilis.

Il y a six mois, chute sur le côté gauche, deux fractures de côtes. La douleur occasionnée par le coup disparut au bout de deux mois (décembre 1901).

Un jour, pendant une promenade, perte de connaissance momentanée. Depuis lors, il a eu dix attaques semblables, se produisant sans cause, durant peu de temps, et ne s'accompagnant ni de mouvements convulsifs, ni de morsure de la langue, ni de salivation.

Depuis deux mois, dyspnée qui a beaucoup augmenté récemment et est surtout marquée la nuit. Il a eu de fréquents vertiges. Pas de céphalalgie, pas de troubles digestifs, pas de changement dans le caractère de la voix.

Examen, le 12 février 1902. — Poids 150 livres (25 livres de moins que la normale). Lèvres bleuâtres. Extrémités froides. Pupille droite irrégulière, plus dilatée que la gauche, n'accommodant pas à la lumière et mal à la distance. Pupille gauche normale. Rien d'anormal à l'examen ophtalmoscopique.

Thorax symétrique. La pointe du cœur bat dans le 6e espace intercostal, près de la ligne axillaire antérieure à la partie supérieure, la matité cardiaque est à la 3e côte. Le bord dépasse à droite le bord du sternum de un travers de doigt. De plus, il existe une aire de matité presque ronde allant du bord supérieur de la 3e côte au creux sus-sternal. Pas de thrill. Premier bruit éclatant avec léger souffle à la pointe. Autres bruits normaux.

Rien aux poumons, rien au larynx. Pas de tirage de la trachée. Artères radiales dures, en forme de corde. Pouls à 48. Urines acides ; 950 cent. cub. en 24 heures avec 19 gr. d'urée.

Sort de l'hôpital le 18 mars et y rentre le 21 avril 1902, après une attaque avec perte de connaissance. Trois jours après, nouvelle attaque. Aura précédant immédiatement l'attaque.

En juin, œdème des pieds. Pouls, en moyenne, à 40,6. En septembre, moyenne de pouls, 35,4. En octobre, moyenne, 29, en même temps que la quantité d'urine diminue. Mort le 21 octobre.

Autopsie. — Le péricarde mesure en moyenne 13 centimètres d'un côté à l'autre. Le cœur est très mou et pèse, avec l'aorte thoracique, 790 grammes. L'oreillette droite est très large. Le ventricule droit est distendu par le sang et mesure 12 centimètres. Le ventricule gauche a 10 centimètres de long ; l'épaisseur moyenne des parois du ventricule gauche est de 15 millimètres, du ventricule droit 7 millimètres. Les valvules mitrale et sigmoïdes aortiques sont épaissies, mais unies. Il y a un épaississement considérable de la paroi du ventricule gauche, 4 centimètres au-dessous des valvules aortiques.

La partie supérieure du septum ventriculaire est très mince, blanche, fibreuse et transparente à la lumière. Cet amincissement est beaucoup plus marqué qu'on ne voit dans l'undefended - space normal. Il y a une aire fibreuse blanche dans le myocarde, près de la base du ventricule gauche. Le foramen ovale est fermé.

Artères coronaires saines. Aorte, quelques plaques de calcification.

Cerveau semble normal ; poids, 1.370 grammes.

Examen histologique. — Cœur : péricarde épaissi avec cellules rondes, mononucléaires autour des vaisseaux. Dans le myocarde, infiltration circumvasculaire ; cellules rondes entre les fibres cardiaques. Beaucoup de cellules rondes sont de la variété des polynucléaires. Par endroits, des fibres cardiaques sont séparées par du tissu fibreux. Les fibres musculaires sont segmentées.

Septum ventriculaire : tissu fibreux avec épaississement des vaisseaux et collection circumvasculaire considérable de cellules rondes.

Aorte calcifiée avec dégénérescence graisseuse.

Cerveau : Rien sur les coupes des circonvolutions. Deux coupes des parties supérieures et inférieures de la moelle allongée, traitées par la méthode de Marchi, ne montrent aucune dégénérescence. Le reste de la moelle allongée est coupé en série : fibres nerveuses normales partout et en particulier au niveau des noyaux du pneumogastrique. Vaisseaux normaux. De même, la partie supérieure de la moelle cervicale a été trouvée normale.

L'examen histologique du pneumogastrique n'a pas été fait, mais ce nerf paraissait sain.

Observation XIV

Simon, Brit. med. Journ., 1881

Simon présente le cœur d'un homme mort à l'Hôpital-Général, avec anasarque, cyanose et dyspnée.

Parmi les autres symptômes, il y avait eu un ralentissement considérable du pouls, environ 30 pulsations par minute. Aucun autre signe physique de maladie organique du cœur n'existait avant les quatre ou cinq dernières semaines qui précédèrent la mort ; à ce moment, on constatait seulement des signes d'affaiblissement cardiaque sans lésion valvulaire.

Le cœur présenté est élargi et dilaté. L'endocarde est sain. Mais en un point limité du septum interventriculaire, au niveau de la jonction de l'oreillette avec le ventricule gauche, on voit une tumeur du volume d'une noix qui n'est autre chose qu'un anévrisme.

Observation XV

Peacock, Med. Journ. Times and Gazette, 1864, indiquée dans thèse Gandon, Paris, 1895

Anévrisme du septum avec pouls lent

Observations XVI et XVII

Goddards Rogers, Ass. med. Journ., déc. 1856 indiquée dans thèse Gandon

Deux cas de cicatrices de la cloison avec bradycardie

CONCLUSIONS

I. — Il existe entre les oreillettes et les ventricules une connexion musculaire qu'on désigne sous le nom de faisceau auriculo-ventriculaire ou faisceau de His.

II. — Quelle que soit la théorie admise de la contraction cardiaque, la théorie neurogène ou la théorie myogène, on doit à l'heure actuelle considérer le faisceau de His comme la voie unique pour la propagation aux ventricules de l'onde de contraction auriculaire.

III. — Sa lésion entraîne une dissociation du rythme auriculaire et du rythme ventriculaire — phénomène du cœur bloqué(Herzblock).

IV. — Le syndrome clinique de l'altération du faisceau de His est le pouls lent permanent. Un certain nombre de cas de pouls lent permanent ne reconnaissent pas d'autre pathogénie ; cependant il ne faudrait pas généraliser et dire que le syndrome de Stokes-Adams relève d'un facteur pathogène unique : l'altération du faisceau auriculo-ventriculaire ; les théories anciennement admises contiennent chacune leur part de vérité.

BIBLIOGRAPHIE

Pour la bibliographie complète du pouls lent permanent, se reporter à :

Gandon. — Thèse Paris, 1905.
Jaquier. — Thése Paris, 1905.

Nous nous bornons à compléter leur nomenclature.

Jusqu'en 1905 :

Belski. — Ueber an der A. V. grenze blockierten Systolen Zeitsch f. Klin. Medicin. Bd. 44, 1902.

Brœunig. — Archiv. für Anat. und Physiologie (Supplément physiologique), 1904, p. 1.

Chauveau. — De la dissociation du rythme auriculaire et du rythme ventriculaire. Revue de Médecine, 1885.

De Cyon. — Myogenen oder Neurogenen ? Archiv. f. d. Ges. Physiol. 1902, LXXXVIII, 225-28.

Engelmann. — Ueber den myogenen ursprung der Herzhätigkeit und über automatische Erregung al normale Eigenchaft peripherer nervenfasern. Arch. f. d. ges. Physiolol., 1896, LXV, 535.

— Myogene Theorie und innervation des Herzens. Die Deutsche Klinik, 1903, IV (2), n. 104-215-264.

Frédéricq et Humblet. — Arch. internationales de physiologie, 1904, vol. I, II, III.

Gaskell. — Journal of Physiology, 1883, vol. IV, p. 43.

— The contraction of cardiac muscle in Texbook of Physiol., edited by Schafer, 1900, II, 160.

Hay (J.). — Dissertation on certain phenomena regarding red and pale muscles. Liverpool, 1901.

His junior. — Arbeiten ain der Med. Klin. zu Leipzig, 1893.
— Wiener Medicin. Blätter, 1894, n. 44.
— Centralblatt für Physiol., n. IX, p. 469.
— Deutsche Arch. f. Klin. med., 1899, Bd LXIV, p. 329.

Hirtz (E.). — Pathogénie du pouls lent permanent. Gaz. des hôpitaux, 1895, nos 13-17-20-23.

Hoffmann. — Die neurogene und myogene Theorie der Herzhatigkeit und die Funktion der inneren Herznerven. Schmidt's Jahrbucher der ges. med., 1904, CCLXXXI, 113.

Huchard. — Formes frustes et associées de la maladie de Stokes-Adams. Arch. de médecine, 1895, septembre.

Langendorf. — Herzmuskel und intrakardiate innervation in Ergebnisse der Physiol., 1902, I, 263.
— Neuere intersuchungen über die ursache der Herzschlags, *ibid* 1904, IV, 764.

Luce. — Zur Klin. u. pathol. anat. des Ad.-Stokes'schen symptomencomplexes. Deutsches Arch. f. Klin. med 1902, p. 376.

Luzzati. — Pouls lent par l'intoxication par la nicotine. Ann. di med. nav. janvier 1900.

Kent-Stanley. — Journ. of physiology, 1893, vol. XIV, p. 43.

Retzer. — Ueber die muskulöse verbindung zwischen Vorhof u. Ventrikel des Saügetierberzens Arch. f. Anatomie und Physiologie, 1904.

Vaquez. — De certaines arythmies cardiaques. Presse médicale, 1903, 14 février.

1905 :

Belski. — Zeitschrift f. Klin. medicin. Bd. LVII, p. 529.

Erlanger. — Journ. of experimental medicine, vol VII, p. 676.

Finkelburg. — Deutsches Arch. f. Klin. medicin. Bd. LXXXVI, p. 462.

Fornaroli Ettore. — Syndrome de Stokes-Adams par irritation du vague abdominal. Gazette medica italiana, 10 août 1905, p. 516.

Gandon. — Th. Paris, 1905.

Hering. — Nachweis dass das His'che Ubergangsbündel Vorhof u. Kammer. Pflüger's Archiv, Bd. 108.

Hoffmann. — Zeitschr. f. Klin. medicin., vol. XLI.

Jaquier. — Th. Paris, 1905.

Langendorff. — Ergebnisse der Physiologie, 1905, p. 786.

Lichtheim. — Deutsches Archiv. f. Klin. Medicin. Bd LXXXV, p. 360.

Leutweiss. — Deutsches Archiv. f. Klin. Medicin. Bd. LXXXVI, p. 456.

Medea. — Pathogénie de la maladie de Stockes-Adams. Progrès médical, 4 février 1905.

Rihl. — Analyse von füng Fallen von Uberleistungstörungen Zeitschrift f. exper. Path. u. Therap. Bd. 2.

Rist. — Syndrome de Stokes-Adams et paralysie générale progressive. Bull. Société médic. des hôpitaux de Paris, 19 octobre 1905, p. 750.

1906 :

Aschoff. — Brit. M. J., 27 octobre.

Blondin. — Note sur un cas de maladie de Stokes Adams. Progrès Méd., 26 mai 1906, p. 321.

Brouardel et Villaret — Pouls lent permanent, etc. Bull. Société médic. des hôp., Paris, mars 1906.

Congrès de Munich. — Congresser f. innere Medizin zu München, p. 251. Semaine Médicale, 9 mars 1906.

De Cyon. — Myogene Irrthum, 1906.

Hering. — Compte rendu du Congrès de Munich.

Keith et Flack. — The auriculo-ventricular bundle of the human heart. Lancet, 1906, p. 359.

Keith et Miller. — Lancet, 1906.

Moon. — Stokes Adams disease. Tr. clin. Soc. London, 1906, 214.

Roos. — Ueber den Adams-Stokes'schen Symptomencomplex. Sonderabdruk aus der Medizin-Klinik, n° 24.

Snyers. — Ueber die Adams-Stokes'sches Krankheit Verhandl. d. Kong. f. innere med. Wiesb. 1906, 251.

Tawara. — Anatomische histologische Schnittführung, etc. Pflugen Arch. Bd. III.

— Das Reitzleitungersystem des säugetierherzens, p. 198 (Gust. Fischer, Iena, 1906.)

1907 :

Ascoli. — Intorno alla mallattia di Ad. Stokes, ind agini cliniche. Clin. méd. ital. Milano, 1907, XLVI, 341.

— Zur Kenntnis der Adams-Stokes'schen Krankheit. Ztschr. f. exper. Path. u. Therap. Berlin, 1907, p. 185.

Bullrich. — Pulso lento permanente. Rev. Soc. med. argent. Buenos Ayres, 1907, XV, p. 89.

Burquet. — Un cas de pouls lent permanent avec respiration périodique. Rev. de méd. Paris, 1907, 299.

Chauffard. — Bradycardie asystolique. Rev. gén. de clin. et de thérap. Paris, 1907, XXI, 437.

Clarke. — An adress on the occurrence of epileptoïd attaks in tachycardia and bradycardia. British M. J. London, 1907, p. 308.

Cowan. — The myogenic theorie. Practitioner Lond., 1907, 453.

Craig. — The Stokes-Adams syndrome. Brit. M. J. London, 1907, p 709.

De Cyon. — La fin de la théorie myogène. Presse méd., Paris, 1907, XV, 305.

Davijdow. — Ueber einen Fall von Adams-Stockes'scher Krankheit mit Erscheinungen von atrioventriculärer allorythmie (Herzblock). Wien. med. Presse, 1907, XLVIII, 621.

Dessez. — A case of Adams-Stokes disease. U. Stat. Nav. M. Bull, Washingt., 1907, 39.

Fahr. — Ueber die musculäre Verbindung zwischen Vorhof und Ventrikel (das Hische Bündel) in normalen Nerzen und bein Adams-Stokes'schen Symptomkomplex. Virchow's Arch. f. path. anat., etc. Berlin, 1907. Cl. XXXVIII, p. 562.

Fontana. — Un caso di polso raro permanente con accessi vertiginoso-convulsivi. Gazz. d. osp. Milano, 1907, XXVIII, p. 1147.

Fredericq. — Théorie neurogène et théorie myogène de la pulsation cardiaque. Revue scientifique, 6 juillet 1907.

Holst. — Stokes-Adams disease on heartblock in man. Norsk mag. f. Lægevidensk. Kristiania, 1907, p. 1033.

Leitz. — Report of a case of Adams Stokes disease. Maryland, M. J. Balt, 1907, I, 345.

Maixner. — Some observ. on the syndrome of Adams-Stokes. Casop lek. œck, Praze, 1907.

Oddo et Sauvan. — Pouls lent permanent avec lésion du faisceau de His. Marseille-méd., 1907, XLIV, 443.

Pearson (W.). — Heartblock and the conduction of the cardiac impulse ; a neurogenic theory. Dublin, J. M. S., 1907, CXXIV, p. 256.

Perrin et Mathieu. — Maladie de Stokes-Adams : étude du rythme ; pronostic du ralentissement des pulsations. Rev. méd. de l'Est, Nancy, 1907, XXXIX, 489.

Renzi (de). — Sulla mallattia di Stokes-Adams. U. riv. clin. temp. Napoli, 1907, p. 393.

Ruggiero. — Polso lento permanente. Med. Ital. Napoli, 1907, p 364.

Schneider. — On the Adams-Stokes syndrome. Luow. tygodn. leck. 1907, 543.

Snyers. — L'allorythmie et les lésions du faisceau de His dans la maladie d'Adams-Stokes. Ann. Société méd. chir. de Liège. Avril 1907.

Vaquez et Esmein. — Pouls lent permanent d'origine myocardique. Société méd. des hôpitaux, 1907, n° 3.

— Maladie de Stokes-Adams par lésion scléro-gommeuse du faisceau de His. Presse médicale, 1907, n° 8.

Weaver. — A case of bradycardia with épileptoid attaks. Brit. M. J. London, 1907, p. 791.

Wybauw. — La théorie myogène des mouvements du cœur et les progrès de la pathologie cardiaque. Policlin. Bruxelles, 1907, p. 17.

TABLE DES MATIÈRES

SERMENT

En présence des Maîtres de cette Ecole, de mes chers condisciples, et devant l'effigie d'Hippocrate, je promets et je jure, au nom de l'Être suprême, d'être fidèle aux lois de l'honneur et de la probité dans l'exercice de la Médecine. Je donnerai mes soins gratuits à l'indigent, et n'exigerai jamais un salaire au-dessus de mon travail. Admis dans l'intérieur des maisons, mes yeux ne verront pas ce qui s'y passe ; ma langue taira les secrets qui me seront confiés, et mon état ne servira pas à corrompre les mœurs ni à favoriser le crime. Respectueux et reconnaissant envers mes Maîtres, je rendrai à leurs enfants l'instruction que j'ai reçue de leurs pères.

Que les hommes m'accordent leur estime si je suis fidèle à mes promesses! Que je sois couvert d'opprobre et méprisé de mes confrères si j'y manque !

www.ingramcontent.com/pod-product-compliance
Lightning Source LLC
LaVergne TN
LVHW020035170826
845678LV00001B/256

* 9 7 8 2 3 2 9 6 9 8 9 2 2 *